DIY 천연화장품

투도(Thu A. Do)·장응웬(Giang T.Nguyen) 지음
한재숙 감수 | 이혜리 옮김

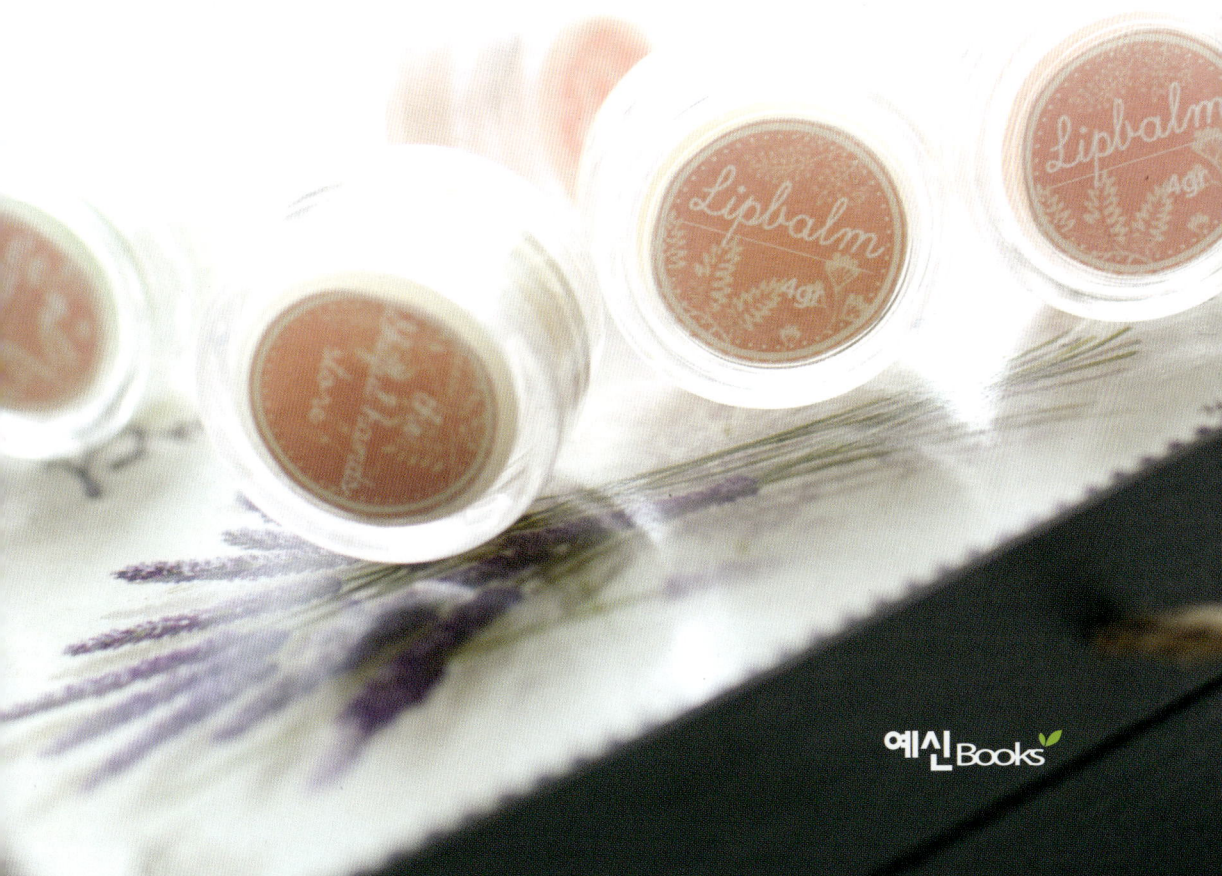

예신 Books

Making DIY Cosmetics: Guidebook to making your own cosmetics at home ⓒ 2015
Thu A. Do and Giang T. Nguyen
Korean translation edition ⓒ Yesin Books, an imprint of ILJINSA Publishing Co.

이 책의 저작권은 저자와 직접 계약한 도서출판 예신에 있습니다.
저작권법에 의해 보호를 받는 저작물이므로 무단 전재와 무단 복제를 금합니다.

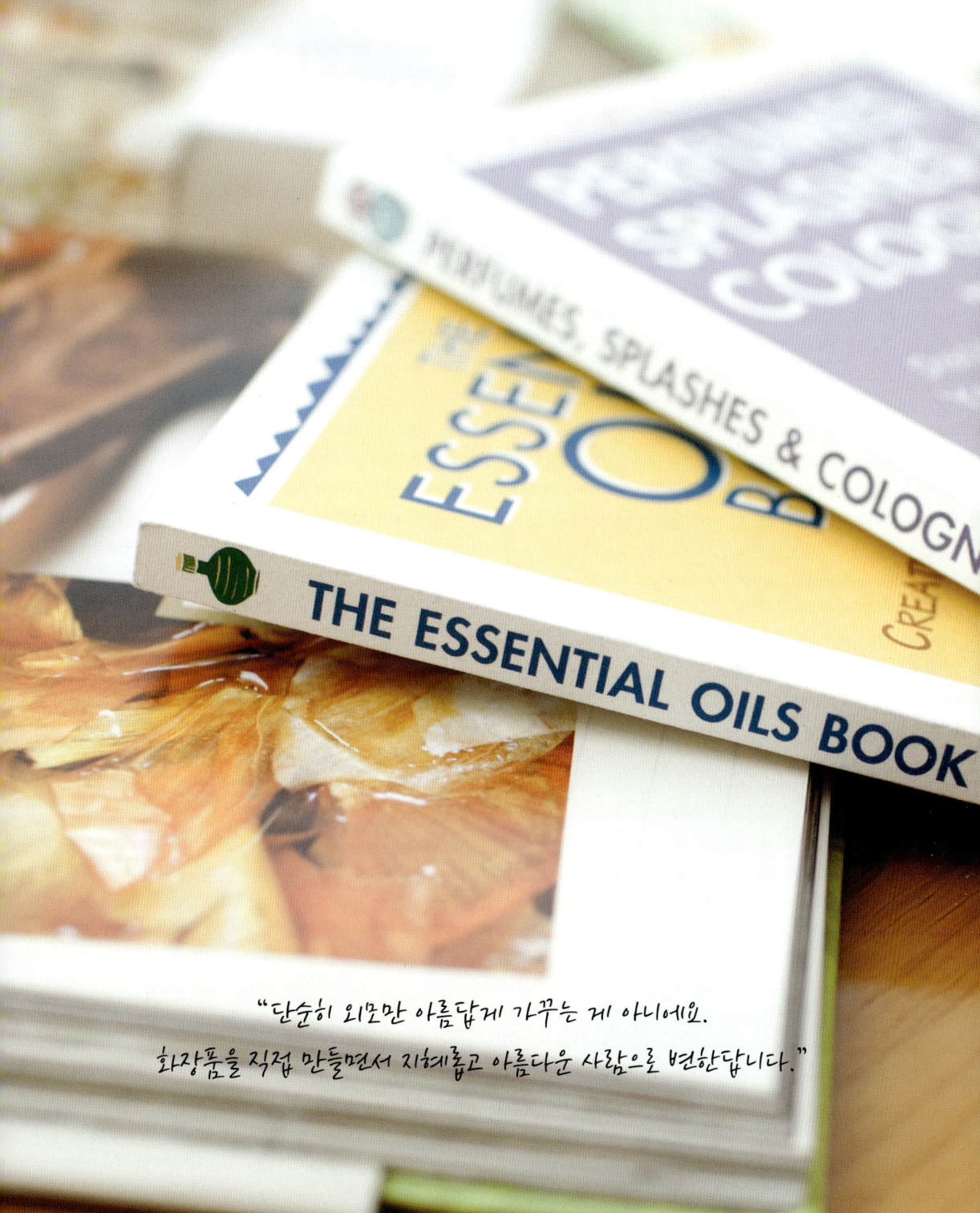

"단순히 외모만 아름답게 가꾸는 게 아니에요.
화장품을 직접 만들면서 지혜롭고 아름다운 사람으로 변한답니다."

머리말

두 여자, 하나의 열정

몇 년 전에 장응웬을 처음 만났어요. 그녀는 러시아에서, 나는 미국에서 5년 동안 화장품 연구에 열정을 쏟아붓고 있을 때였죠. 고민 끝에 우리는 화장품 레시피를 함께 개발해 보기로 했어요. 화장품을 만드는 법을 다룬 책이나 여러 가지 화장품 재료를 살 돈은 부족했지만, 우리는 열정으로 어려운 시기를 극복할 수 있었지요. 지금 여러분이 보고 있는 이 책에는 우리의 지식, 연구, 실험이 모두 들어 있어요. 약리학, 화학, 피부학에 대한 학위는 없지만, 우리가 만든 화장품은 모두 베트남 보건부에서 승인을 받았지요.

이 책을 통해 우리가 겪었던 값비싼 경험들이 여러분에게 도움이 되고, 나아가 자신에게 맞는 나만의 화장품을 만들어 보는 재미있는 경험이 되길 희망합니다.

여러분의 모든 꿈이 이루어지길!

지은이를 대표하여 투 도 드림

화장품을 만들기 위한 필수 조건

1. 화장품을 만들 때 반드시 장갑, 마스크, 앞치마를 착용한다.
2. 재료는 안전한 범위 내에서 사용한다.
3. 사용하기 전에 반드시 모든 도구와 용기를 알코올로 세척하고 건조한 후 사용한다.
4. 환기가 가능한 공간에서 화장품을 만들고, 아기나 반려동물을 그 공간에 들이지 않는다.
5. 새로운 레시피로 화장품을 만들면 다른 사람들에게 사용을 권하기 전에 반드시 최소 6개월 동안 테스트를 해본다.
6. 성분과 레시피에 대한 장단점을 주의 깊게 꼼꼼히 익히고, 만드는 과정과 문제 해결에 대해서 숙지한다. 연구하지 않은 수제 화장품은 나뿐만 아니라 다른 사람에게도 해가 될 수 있다는 사실을 명심한다.

차 례

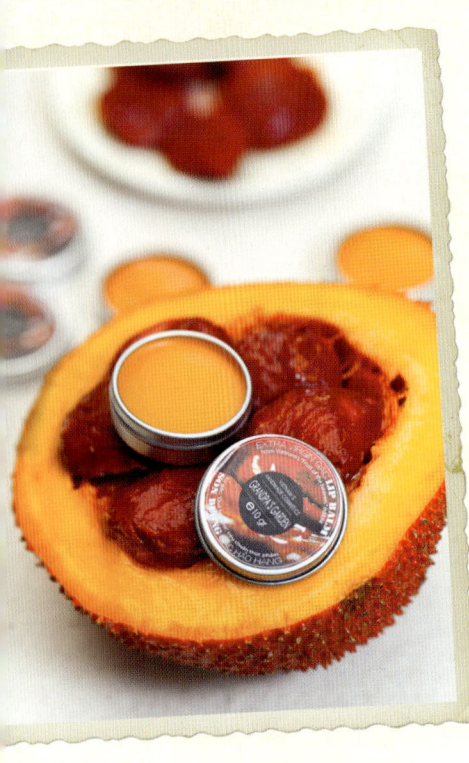

4 머리말 : 두 여자, 하나의 열정
10 화장품을 만들기 위한 기초 지식
12 도구와 장비

17 Chapter 1. 립 제품 만들기
18 립밤
24 고체 립 컬러
28 립글로스
34 립 탑코트
38 완벽한 레시피를 위한 도전
42 레시피 Q&A
46 생각하는 코너: 바셀린으로 립밤을 만들지 않는 이유는?
48 캐리어 오일과 에센셜 오일
50 에센셜 오일은 생각보다 해로울 수 있어요
54 집에서 만드는 오일

59 Chapter 2. 향수 만들기
60 고체 향수
66 롤온 향수
70 보디 스프레이
77 수분이 포함된 제품의 유통기한
78 연습하기: 향수를 만들려면 '코'를 훈련하세요!
79 흔히 겪는 기술적인 문제점
80 아로마 만들기

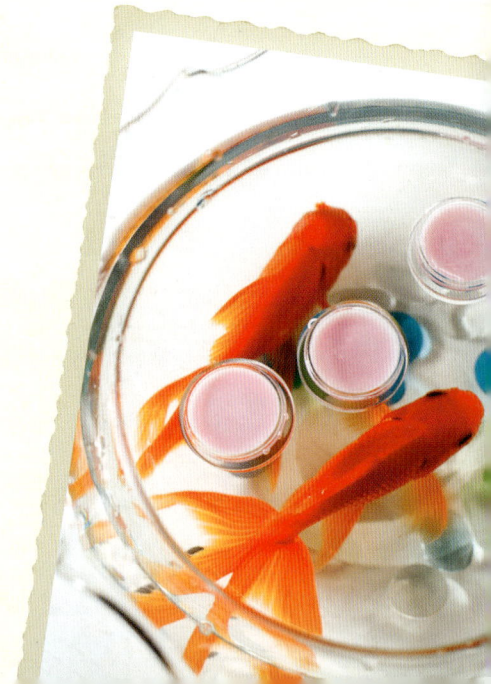

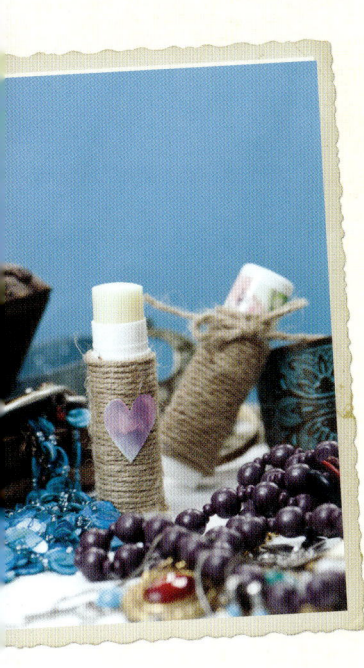
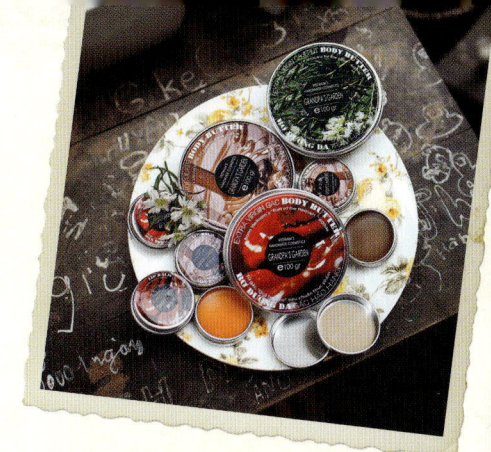

85 **Chapter 3. 탄산수소나트륨을 이용한 제품**
86 데오드란트
90 치약

97 **Chapter 4. 보디 로션과 보디 크림**
100 겨울철 스킨 케어 크림
106 파헤쳐 보기: 낮과 밤에 쓰는 크림은 달라야 해요!
108 밀랍 마사지 크림
114 피마자 오일로 클렌징하기
116 마사지 오일
118 미백 크림
122 파헤쳐 보기: 산화아연, 놀라운 자외선 차단제
124 헤어 컨디셔너
128 보디 버터
132 레시피 Q&A

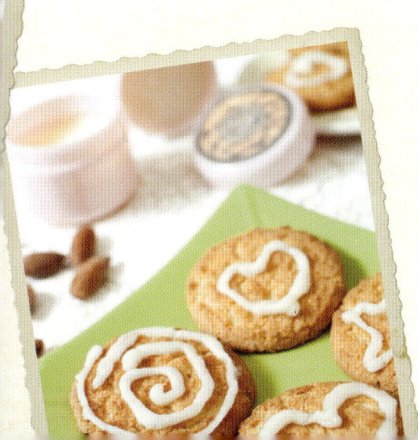

137 **화장품 성분 사전**
144 화장품 라벨에 성분은 어떻게 표기하나요?
146 염증과 민감성 피부를 위한 팁!

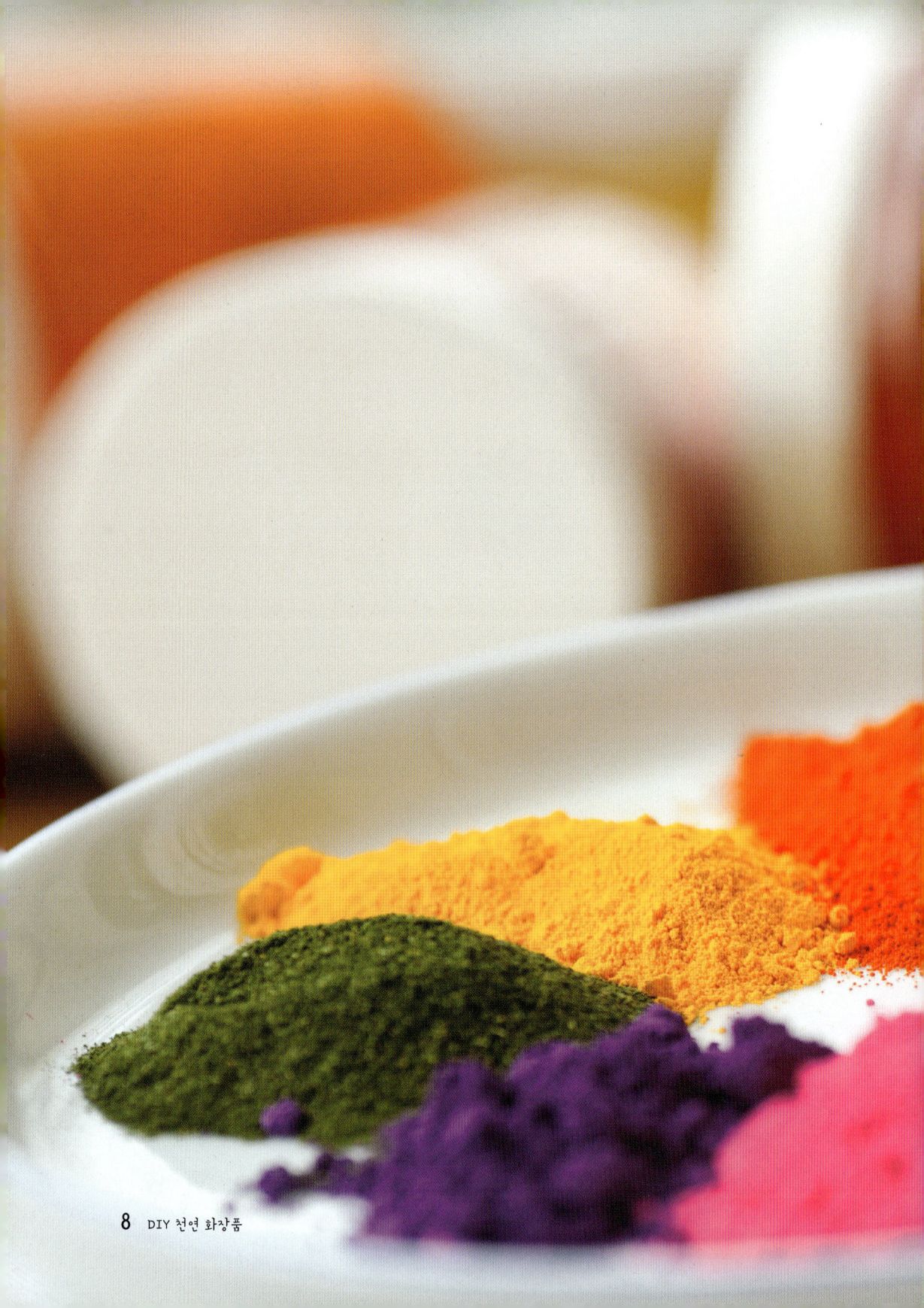

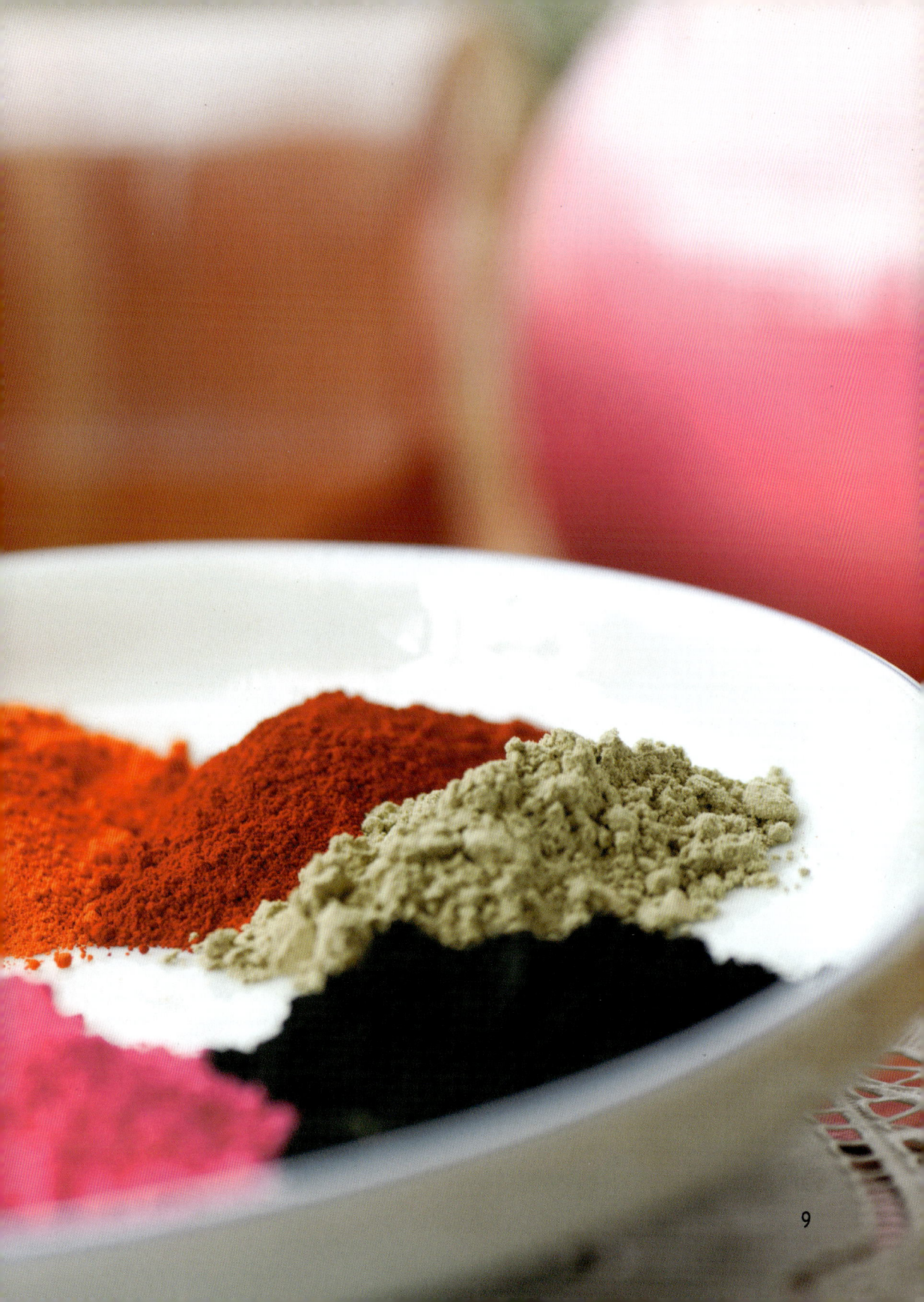

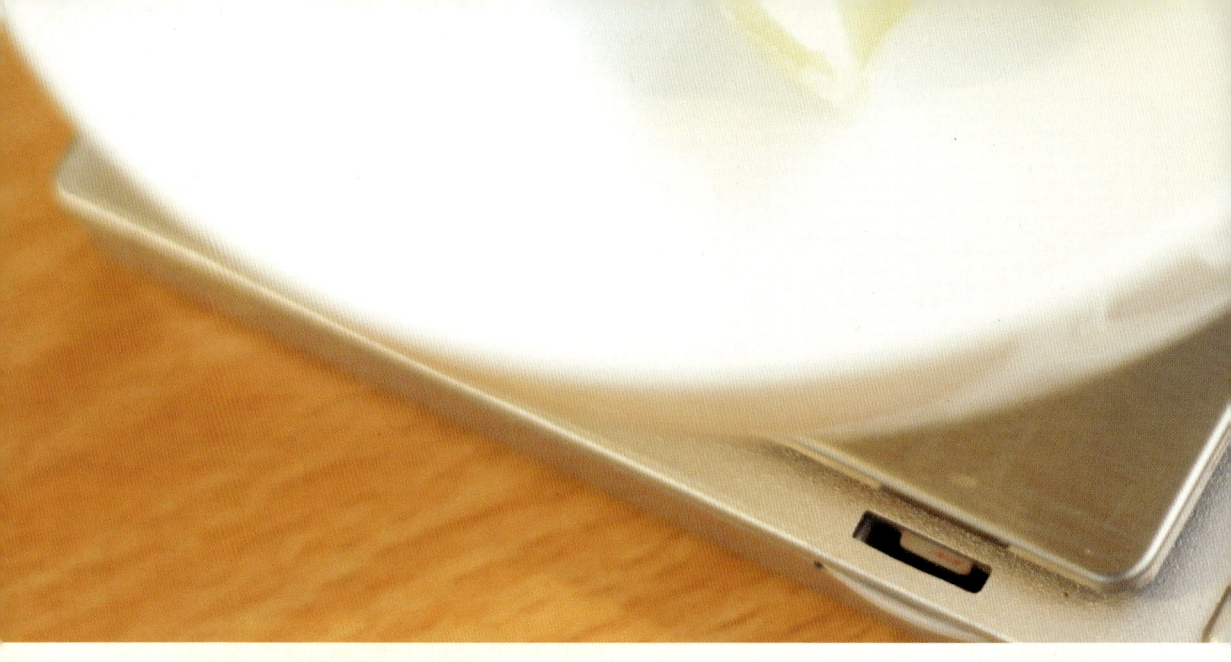

화장품을 만들기 위한 기초 지식

성분의 비율

　화장품을 만들 때에는 반드시 성분의 비율은 지켜야 합니다. 비율만 정확히 계산하여 지킨다면 수량에 상관없이 제대로 된 화장품을 만들 수 있죠.

　비율은 부피(밀리미터, 액량 온스, 컵, 티스푼, 테이블스푼 등)가 아닌 무게(그램)으로 계산하였습니다. 예를 들어 로션 제조법에 금잔화 추출액 2%라고 표시되어 있다면, 로션 100그램당 카렌듈라(calendula, 금잔화) 추출액이 2그램씩 들어간다는 뜻입니다. 이렇듯 이 책에서는 온스가 아닌 그램으로 표기하였습니다.

재료	비율(%)	립밤 10개 분량(50g)	립밤 20개 분량(100g)	립밤 50개 분량(250g)
밀랍	25%	12.5g	25 g	62.5g
올리브 오일	50%	25 g	50 g	125g
코코넛 오일	25%	12.5g	25 g	62.5g

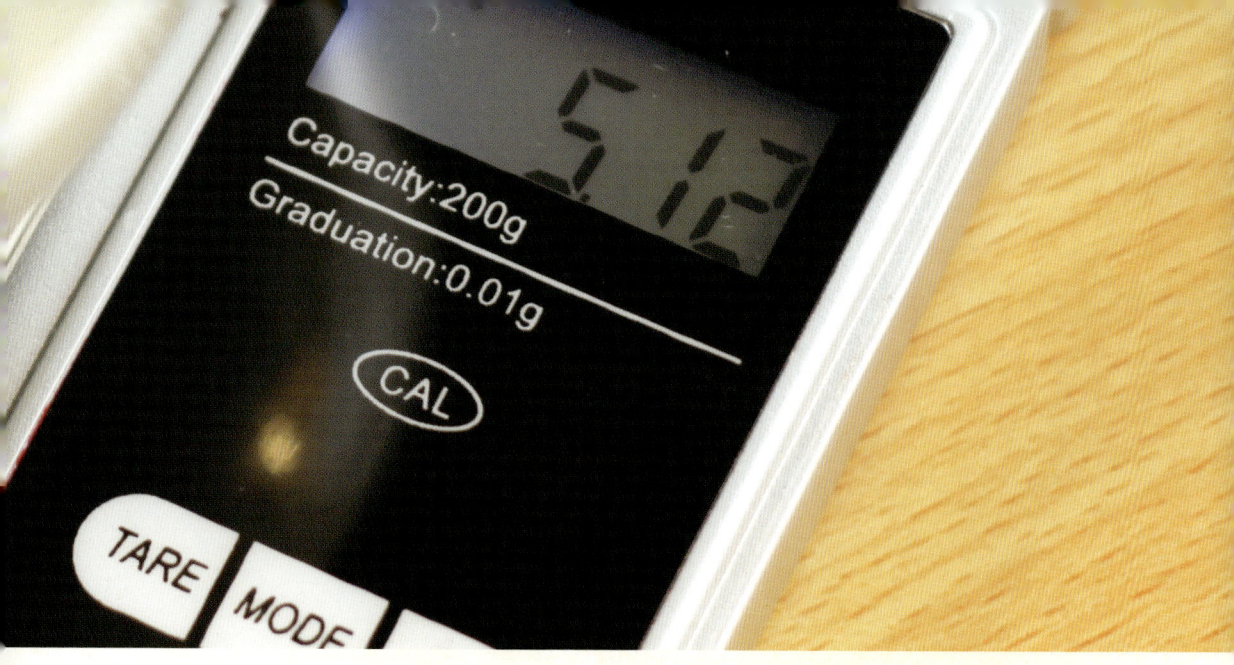

표는 레시피를 짤 때 비율에 따라 재료의 양을 얼마큼 넣을지 보여 주는 예시예요. 새로운 레시피를 만들어도 좋아요. 수량에 따라 비율을 잘 계산하면 실패할 일은 없을 거예요.

방부제는 비율 규칙에서 예외로 해요. 필수 요소에서 제외된다는 뜻이에요. 예를 들어 로션 레시피에 0.5~1%의 파라벤이라고 표기되어 있다면 로션 100그램당 그만큼 들어간다는 뜻이고, 로션은 총 100그램이 아니라 100.5~101그램이라는 말이랍니다.

그램과 밀리리터

모든 성분은 각자의 밀도가 달라요. 물 1리터는 오일 1리터보다 무겁죠. 섞으면 오일이 물 위에 뜨지요. 또, 성분이 다른 오일은 밀도가 다르고, 추출액이나 가루 등 다른 재료도 마찬가지랍니다.

화장품을 만들 때 그램으로 잴 수 있는 저울을 이용해 주세요. 저울이 있다면 레시피에 나온 대로 저울로 무게를 측정하는 것이 가장 간편한 방법이에요. 만약 저울이 없을 경우 1그램을 1밀리리터로 보고 계산해도 됩니다. 이때는 적은 양을 만들 경우에만 가능해요. 하지만 약간의 오차는 생길 수 있답니다.

도구와 장비

저울 : 그램 단위까지 잴 수 있는 약 5킬로그램짜리 저울이 필요해요. 이런 저울은 대개 영점 설정 모드로 되어 있어요. 새로운 레시피를 시험할 때 0.1그램까지 측정해 가며 저울을 이용하는 경우가 많답니다.

커피 거품기: 색소를 오일이나 물에 섞을 때 필수입니다. 거품기가 없으면 시간도 오래 걸릴 뿐더러 덩어리지는 경우도 있어요.

계량 스푼·국자: 액체와 가루를 밀리리터 단위로 측정할 때 사용해요.

플라스틱 드로퍼(plastic dropper): 적은 양의 액체를 재는 데 최고입니다. 오염된 화장품이 나오지 않도록 도와주죠.

핸드믹서: 에멀션(로션, 크림)을 만들 때 필수입니다. 거품이나 버터를 만들 때 거품기를 더 자주 써요. 반죽 갈고리는 소량을 만들 때 씁니다.

전자레인지: 전자레인지는 왁스를 녹일 때 또는 재료를 데울 때 가장 편리하게 쓰여요. 전자레인지가 없다면 이중 냄비를 사용해도 됩니다.

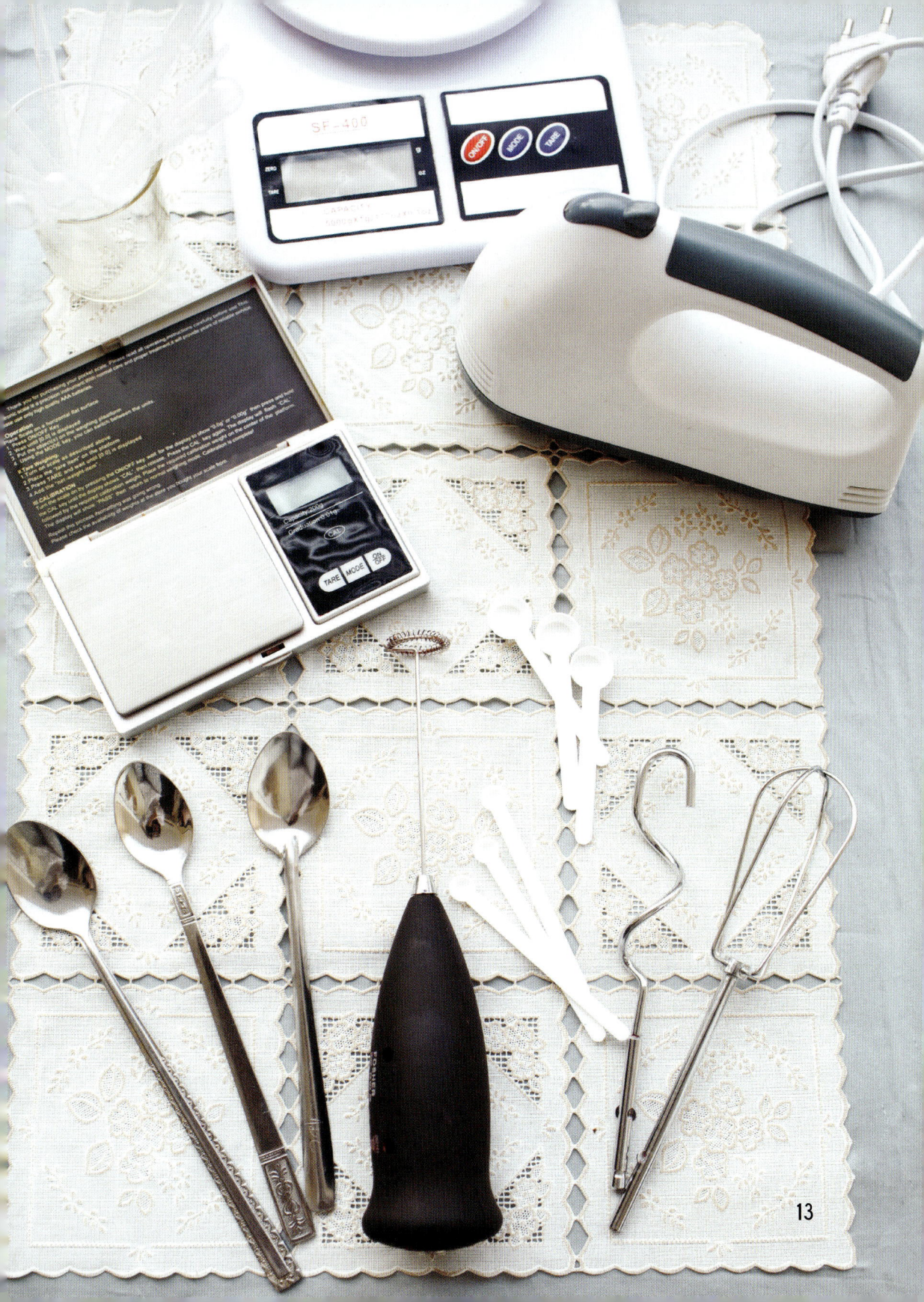

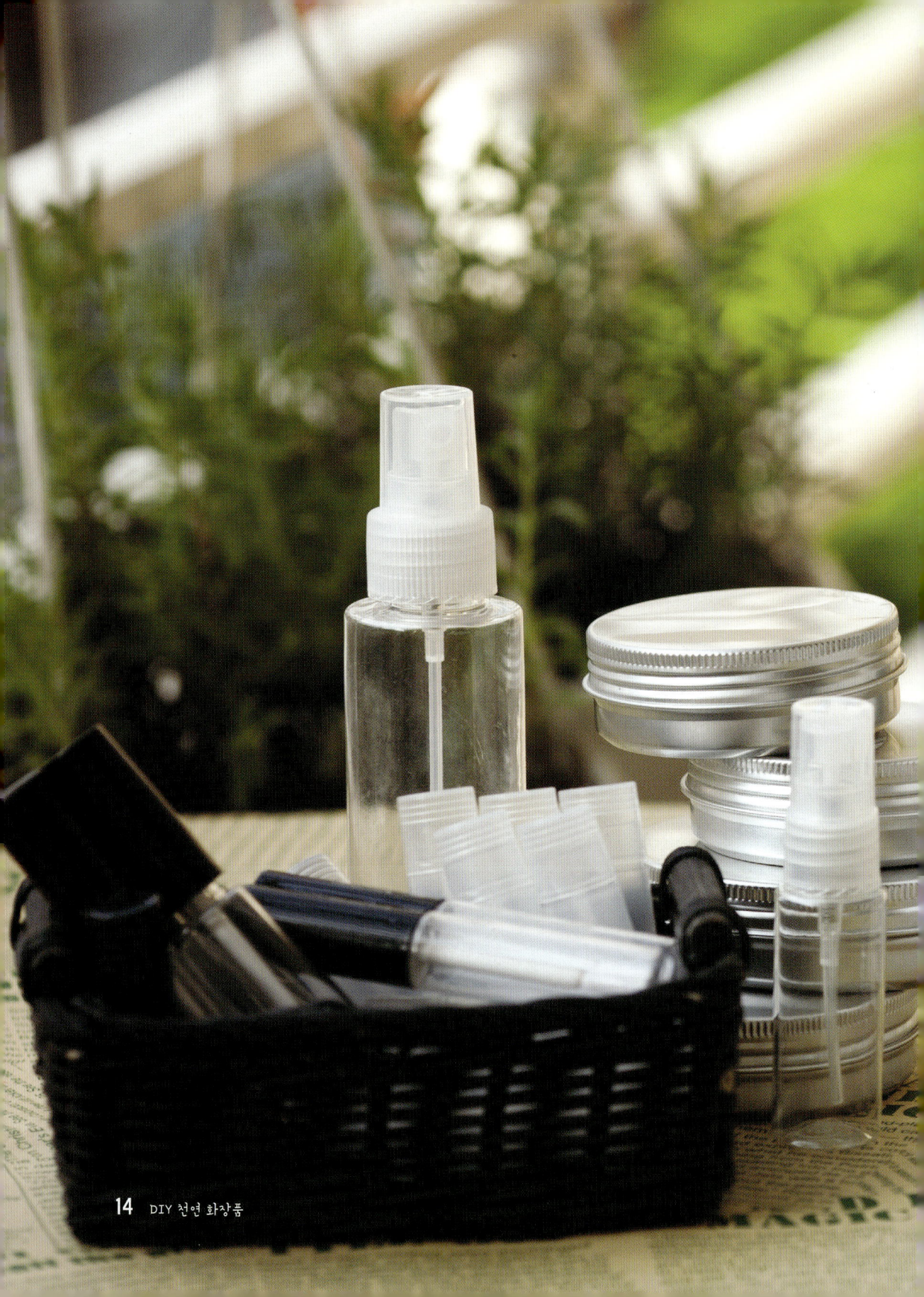

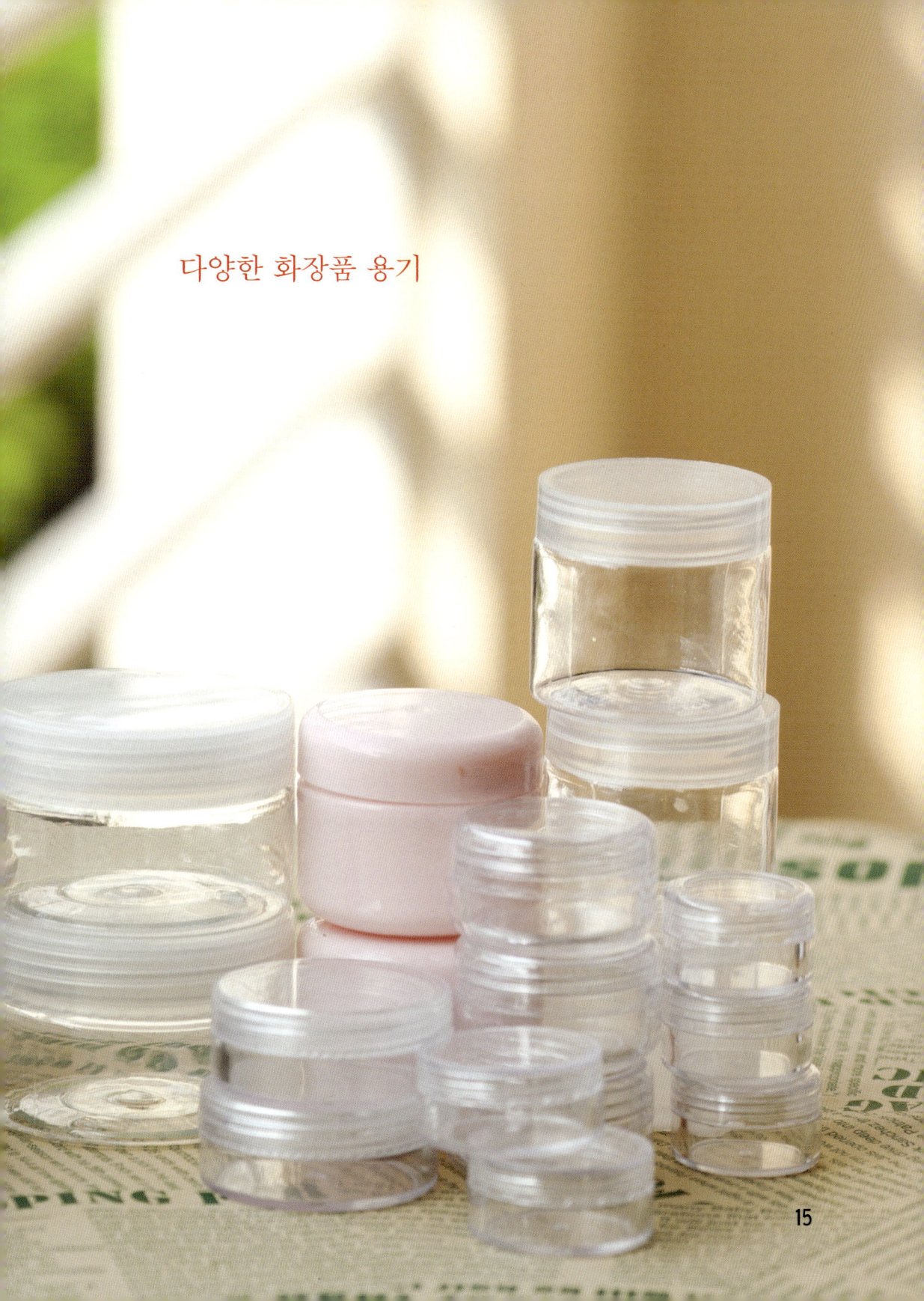

다양한 화장품 용기

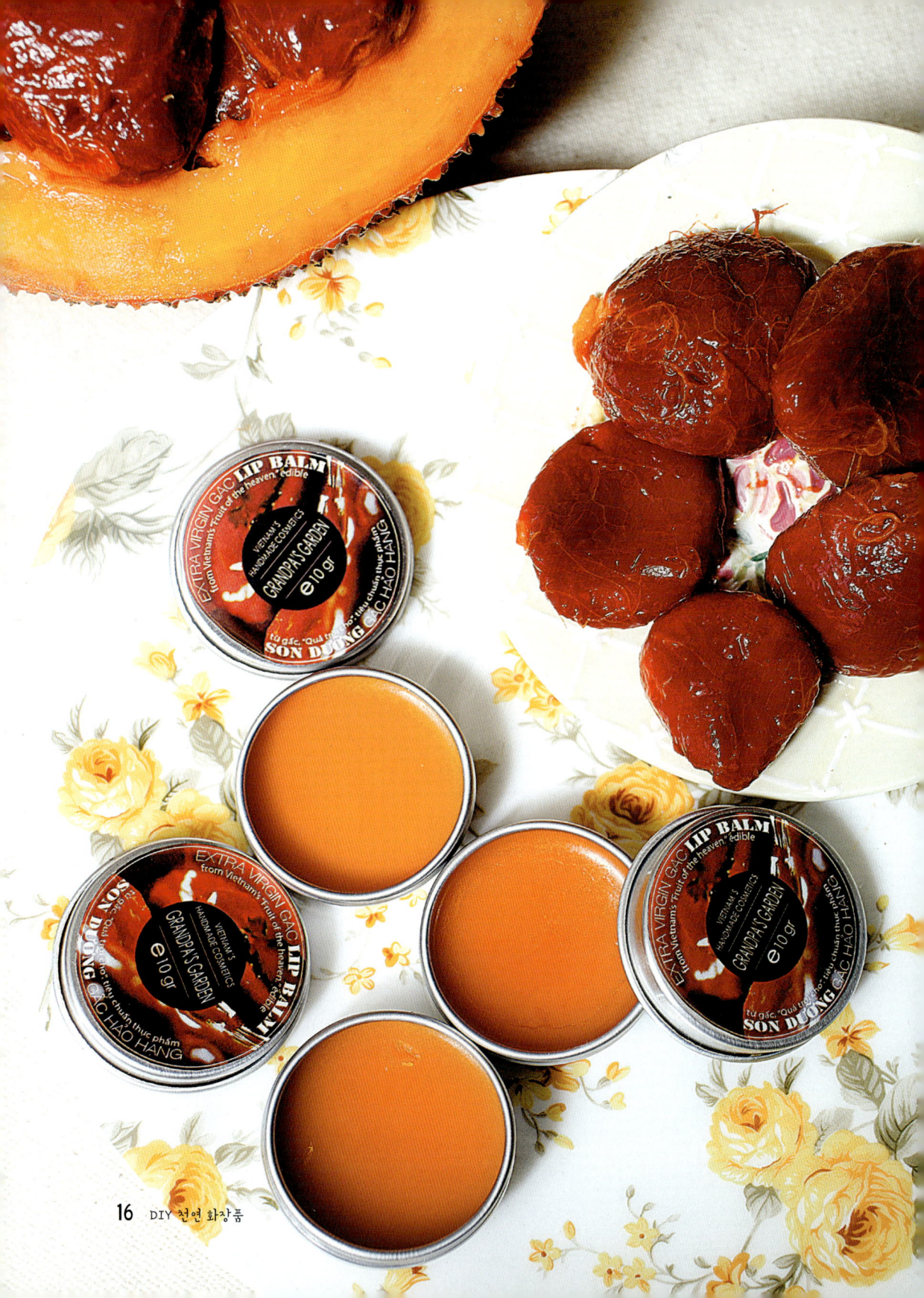

Chapter 1

립 제품 만들기

LIP BALMS, GLOSSES AND LIP COLORS

    립밤은 립글로스나 립스틱보다 만들기 간편하고 빨리 만들 수 있어요. 게다가 사용기한이 거의 2년 정도이고 구하기 쉬운 재료를 쓰면서 방부제도 들어가지 않아요.
    왁스와 오일은 립밤을 만들 때 주로 쓰이는 2가지 성분이에요. 왁스는 모양을 잡는 데 사용합니다(단단하게 만들거나 농도가 짙은 액체로 립글로스를 만들 때). 화장품의 특성은 대개 오일에 따라 달라져요. 추가로 들어가는 재료는 색소와 향료입니다.
    립 제품은 물을 사용하지 않아요. 따라서 세균이나 효모, 곰팡이가 좋아하는 환경이 쉽게 이뤄지지 않는답니다. 사용기한은 들어가는 재료에 따라 다르고 들어가는 재료들 중에 가장 짧은 것과 같다고 보면 됩니다. 예를 들어 밀랍(사용기한 2년), 올리브 오일(사용기한 18개월), 코코넛 오일(사용기한 20개월)로 만든 립밤이라면 사용기한이 가장 짧은 올리브 오일의 18개월과 동일해요.
    화장품을 만들기 전에 재료의 사용기한이 얼마나 남아 있는지 확인해 보세요!

립 밤 *Lip balms*

난이도 : ♥♥♡♡♡
소요시간 : 20 분
수량 : 10 개

밀랍(beeswax)은 립 제품을 만드는 데 자주 쓰이는 재료입니다. 쉽게 구할 수 있고 저렴하며 항염증 효과가 있죠. 입술에 보호막을 씌우는 역할을 합니다. 다음은 밀랍을 사용하여 립밤을 만드는 방법이에요.

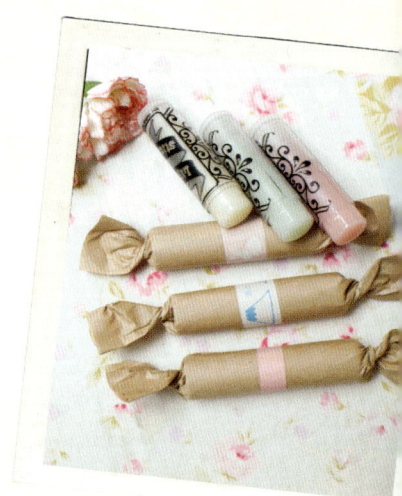

* 재료의 비율

재료	비율	권장 비율
밀랍	18~25%	25%
캐리어 오일	75~82%	75%

* 레시피

재료	중량 및 개수	비율
밀랍	13 g	25%
올리브 오일	19 g	38%
코코넛 오일	15 g	30%
피마자 오일	2 g	5%
바닐라향 오일	1 ml	2%
립밤 용기	10개	

도구와 장비 : 스터링 스푼(stirring spoon), 전자레인지용 용기, 저울, 스파츌라, 전자레인지

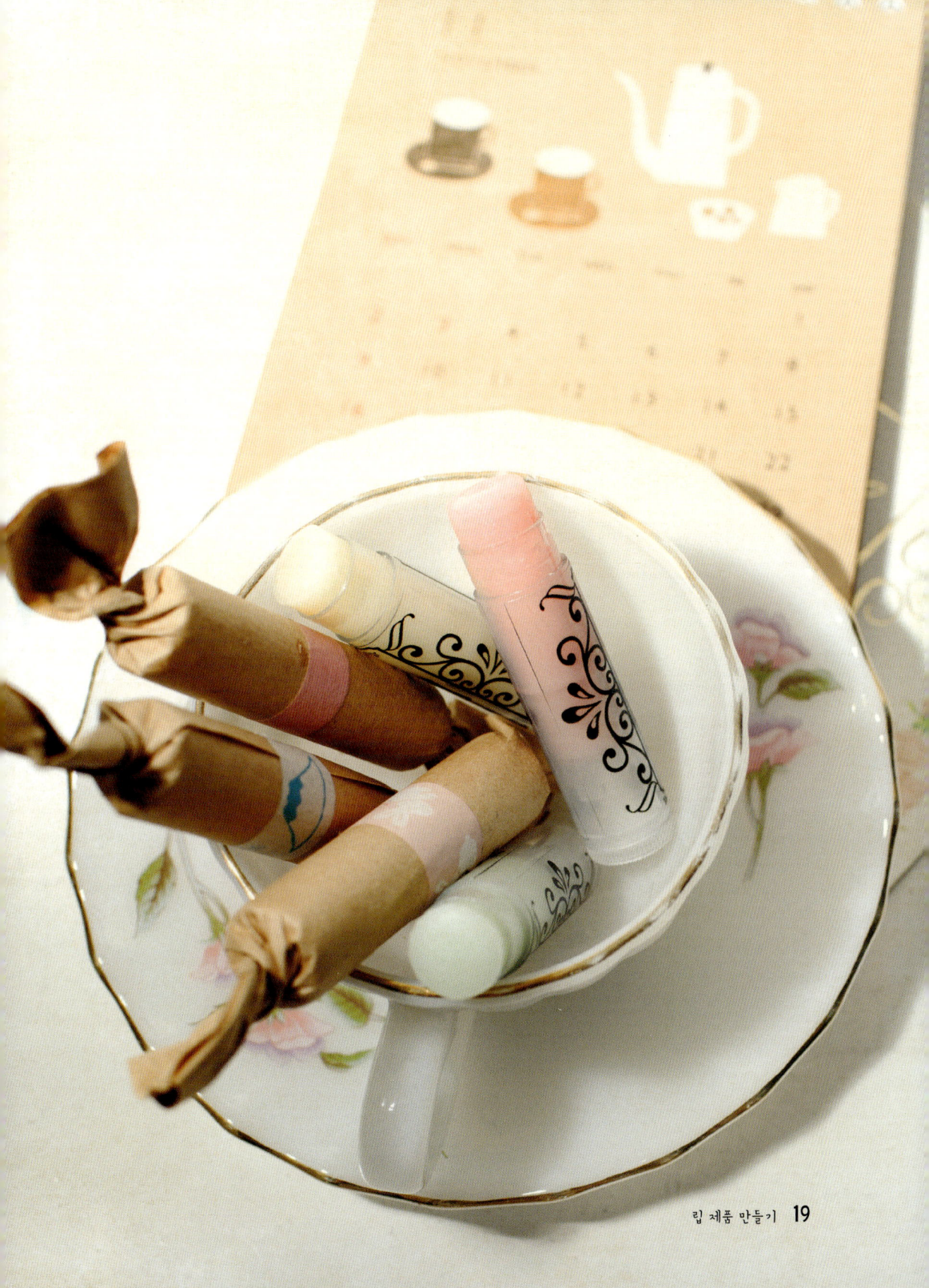
립 제품 만들기

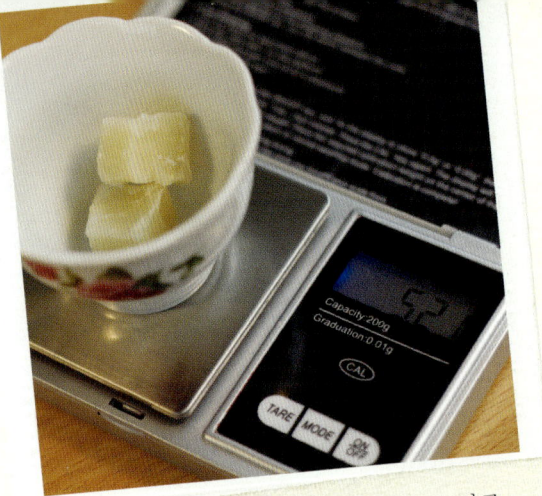

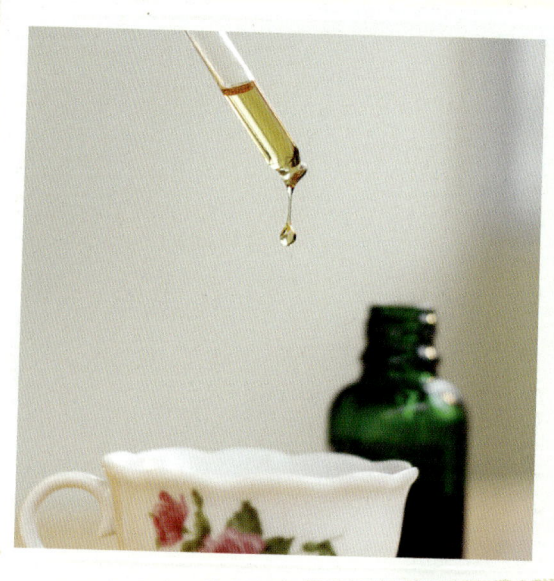

Step 1. 밀랍과 오일을 계량하여 용기에 넣고, 밀랍이 완전히 녹을 때까지 전자레인지에 돌려요(약 3~4분).

Step 2. 녹은 재료들이 60도로 식을 때까지 기다렸다가 플레이버 오일을 넣고 잘 섞어 주세요. 온도계가 없는 경우, 용기를 두 손가락으로 잡을 수 있을 정도면 바닐라향 오일을 넣는 적당한 온도가 된 거랍니다.

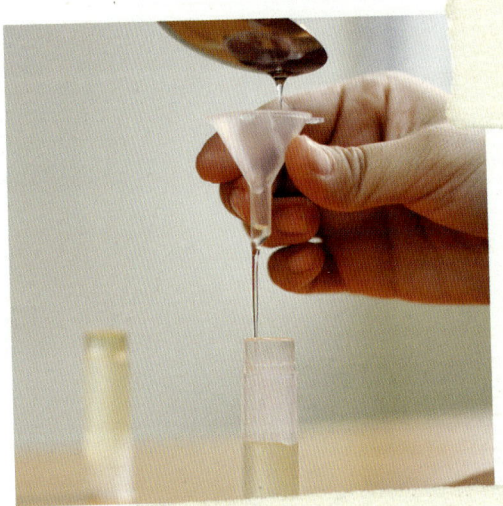

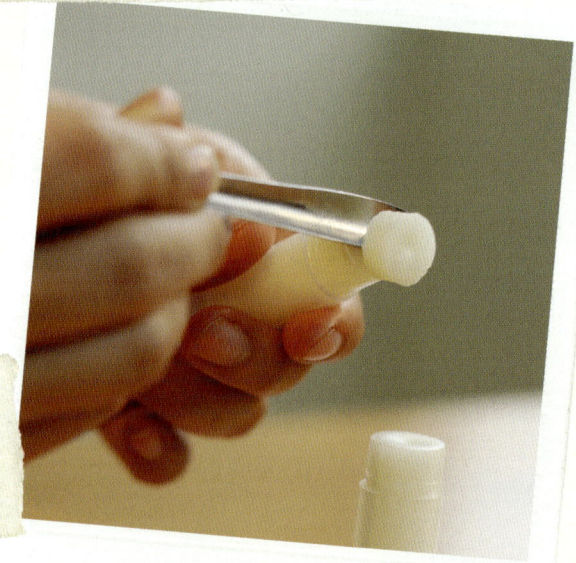

Step 3. 만든 립밤을 용기에 부어 주세요. 5분에서 10분 정도 지나면 단단하게 굳을 거예요. 15분 후에 사용 가능합니다.

Step 4. 맨 위 표면에 생기는 구멍이 싫다면(거의 매번 생긴답니다) 간단하게 정리할 수도 있습니다. 립밤의 0.5센티미터 정도만 잘라내면 끝.

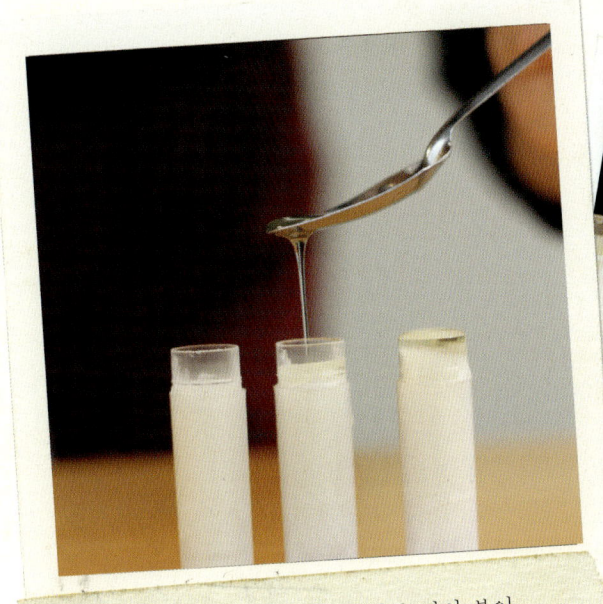
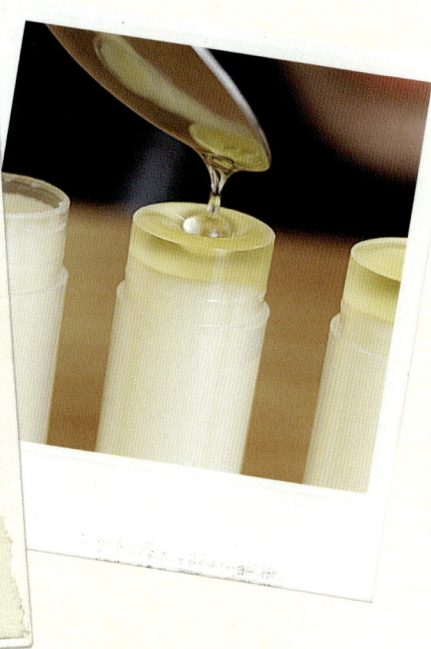

Step 5. 그리고 그 부분을 다시 녹여서 부어주세요. 감쪽같죠?

립밤 완성!

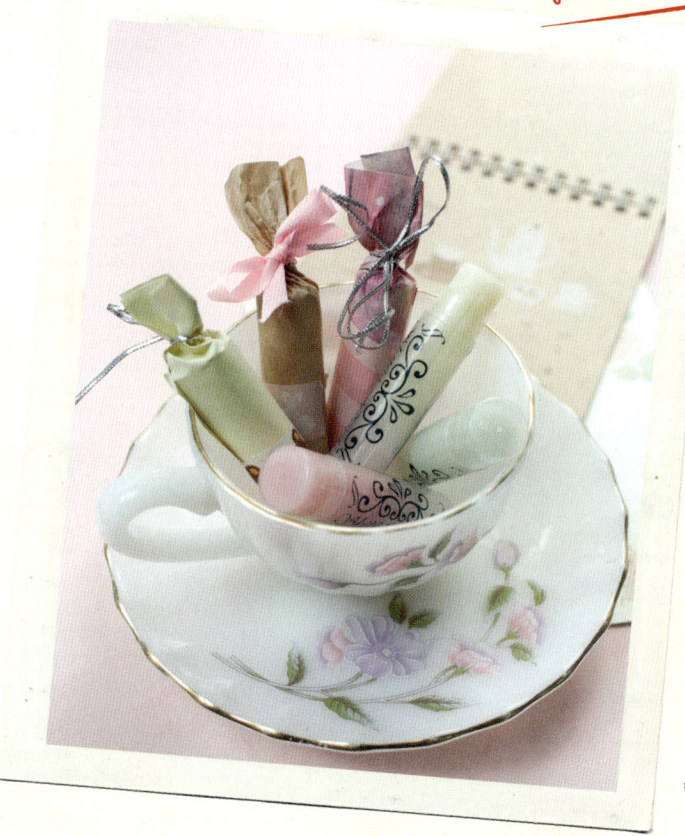

립 제품 만들기 21

주의할 점

오일 선택하기

　보통 립밤용 튜브에는 4그램 정도가 들어가는데, 용기나 스푼에 약간씩 남는 경우가 있기 때문에 개당 약 5그램 정도로 계산하세요.

　한 가지 왁스와 한 종류의 오일로만 립밤을 만들 수도 있어요. 10가지 오일을 이용할 수도 있죠. 한 가지 오일만 쓴다고 해서 립밤의 품질이 나빠지는 건 아니에요. 하지만 판매가 목적이라면 현명한 선택은 아니라고 할 수 있겠네요. 그렇다고 10가지가 넘는 오일을 쓰는 것도 좋은 선택인 건 아니에요. 각각의 성분이 소량씩 들어가기 때문에 충분한 효능을 느낄 수 없을지도 모르니까요. 그래서 저희는 항상 3~4가지의 오일만 사용합니다.

　식물성 버터(시어 버터, 코코아 버터, 소이빈 버터 등)는 유분이지만, 실온에서는 딱딱하게 굳어요. 피부와 입술에 보호막을 형성해 주기 때문에 춥고 건조한 지역에서 유용하게 쓸 수 있답니다. 튼 입술에 바르는 시어 버터 제품이 많은 이유죠.

전자레인지로 립밤 만들기

　전자레인지는 종류가 정말 다양해요. 하지만 대개 10개의 립밤을 만드는 양은 3~4분이면 충분합니다. 오래 돌리면 오일이 끓거나 화장품의 사용기한이 짧아지죠. 립밤을 처음 만든다면 중불로 돌리면서 30초마다 한 번씩 확인하길 권장합니다. 몇 번 하다 보면 경험도 쌓이고 기술이 생겨 계속해서 확인하지 않아도 될 거예요.

플레이버 오일

　플레이버 오일을 입술 화장품에 사용할 때는 먹어도 인체에 무해해야 하며, 다른 립밤 재료와 함께 녹을 수 있는 지용성이어야 해요. 만약 플레이버 오일이 수용성이면 립밤을 만들 때 다른 재료와 분리될 수 있기 때문이죠. 보통 플레이버 오일의 권장 비율은 2~3% 정도입니다.

　플레이버 오일은 천연 성분이 아니라 인공합성 성분이에요. 하지만 권장 비율만 잘 지킨다면 안전하게 사용할 수 있어요. 립밤을 만들 때 에센셜 오일(essential oil)을 신중하게 사용하세요. 뒤에서 더 자세히 설명해드릴게요.

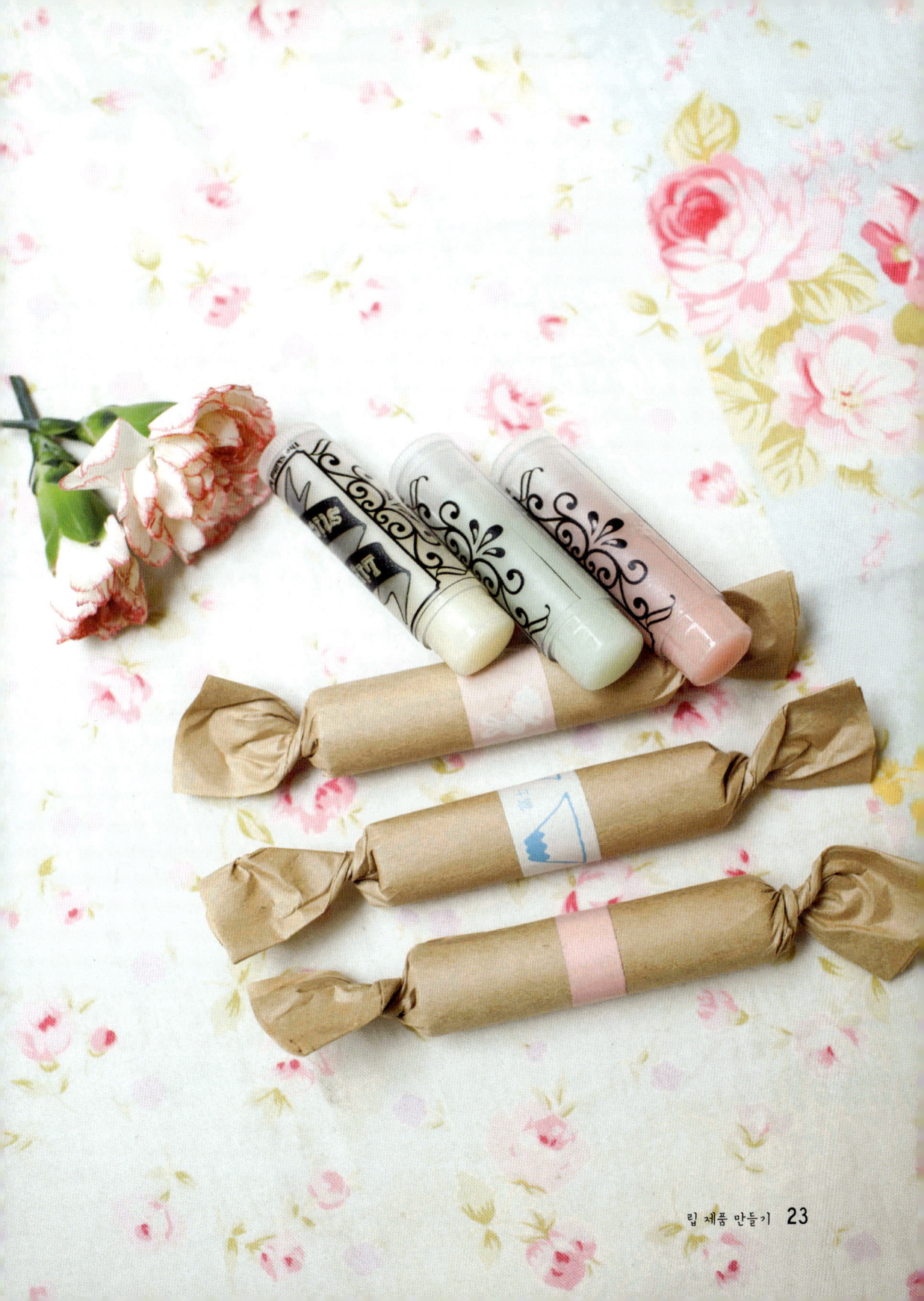

고체 립 컬러 *Solid Lip Color*

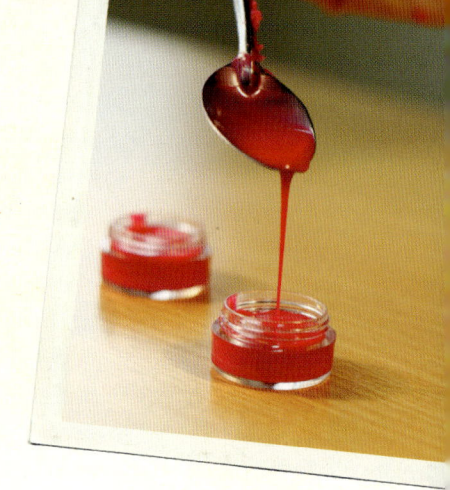

- 난이도 : ♥♥♥♡♡
- 소요시간 : 25 분
- 수량 : 10 개

고체 립 컬러란 말 그대로 색소가 들어간 립밤이에요. 입술에 발라도 안전한 색소가 들어가죠. 색소의 양과 립밤 베이스의 색에 따라 다양한 색깔을 만들 수 있습니다. 예를 들어 노란색 밀랍, 코코아 버터, 라이스 브랜 오일(쌀겨 기름)과 어두운 색 오일로 립 컬러를 만들면 색깔이 자칫 어두워질 수 있기 때문에 소량만 섞어서 사용해야겠죠?

* 레시피

재료	중량 및 개수
화이트 밀랍	8 g
캔들리아 왁스	2 g
아보카도 오일	24 g
코코넛 오일	15 g
카스토 오일	1 ml
형광 분홍 염료	10 g
5g 용량 용기	10 개

도구와 장비 : 스터링 스푼, 그릇 2개, 저울, 거품기, 전자레인지

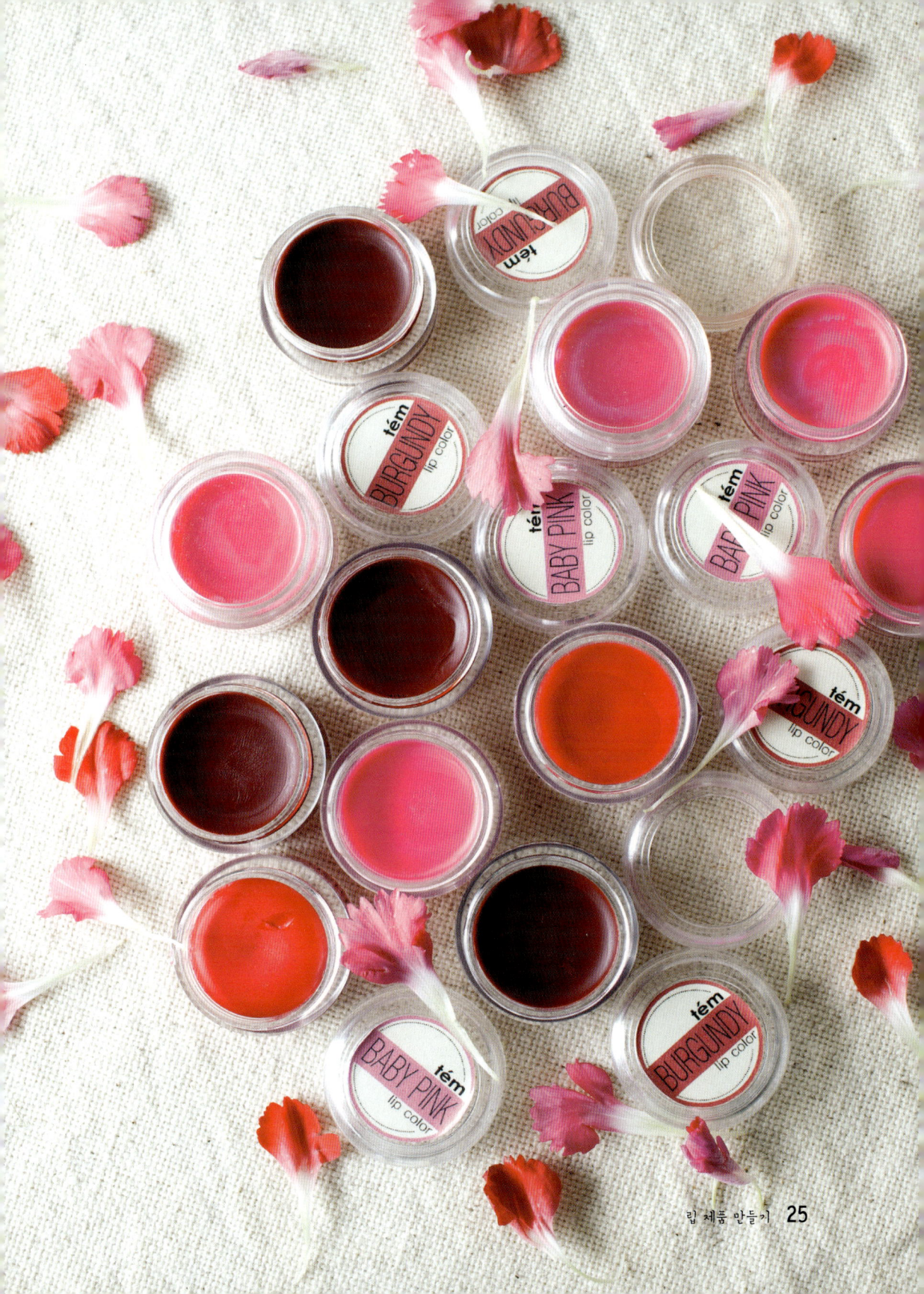

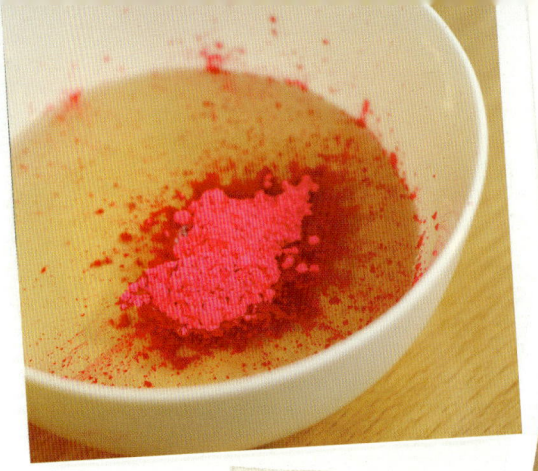
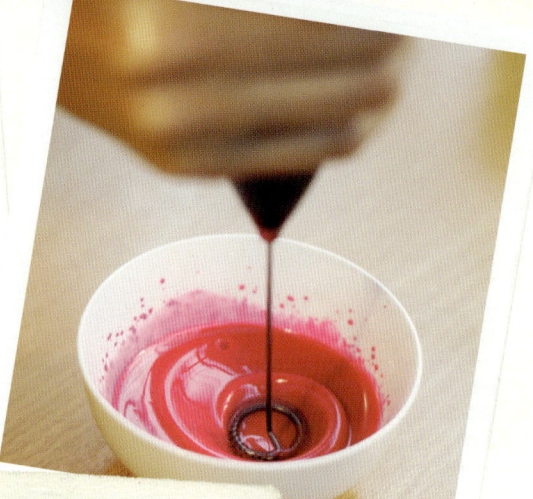

Step 1. 1번 그릇에 코코넛 오일과 색소 가루를 넣고 거품기를 이용하여 잘 섞어 주세요.

Step 2. 2번 그릇에 화이트 밀랍, 캔들리아 왁스, 아보카도 오일, 피마자 오일을 넣은 뒤 전자레인지에 녹여 주세요.

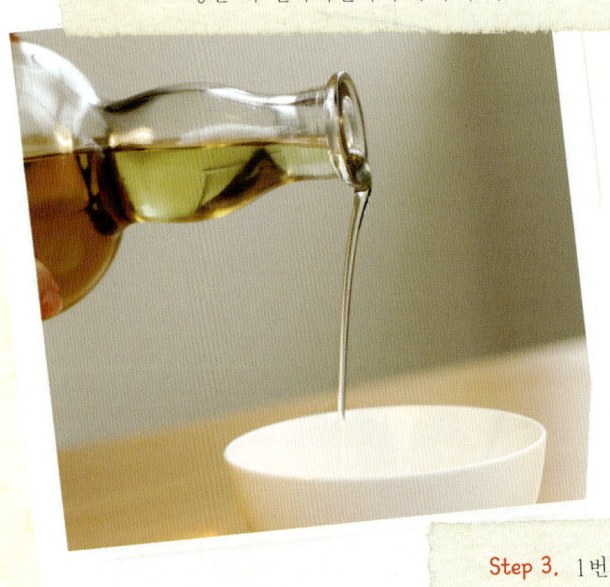
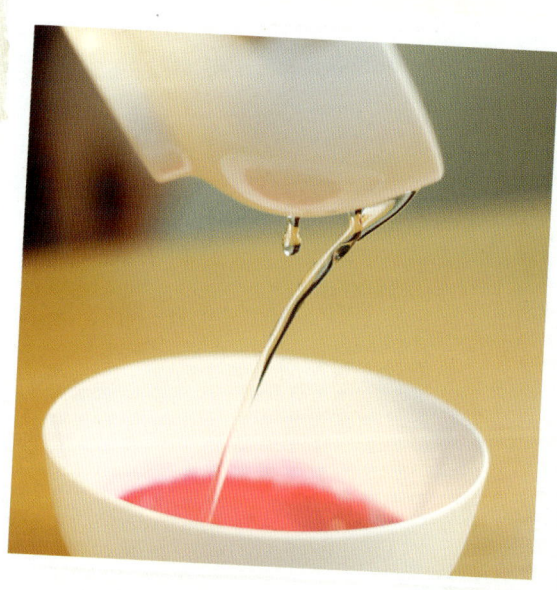

Step 3. 1번 그릇의 내용물을 2번 그릇에 붓고 스푼으로 잘 섞어 주세요. 녹지 않은 오일을 만나면서 녹은 왁스가 가라앉기도 해요. 그러면 낮은 온도에서 다시 한 번 가열해 주세요. 완전히 녹으면 바로 꺼내 줍니다.

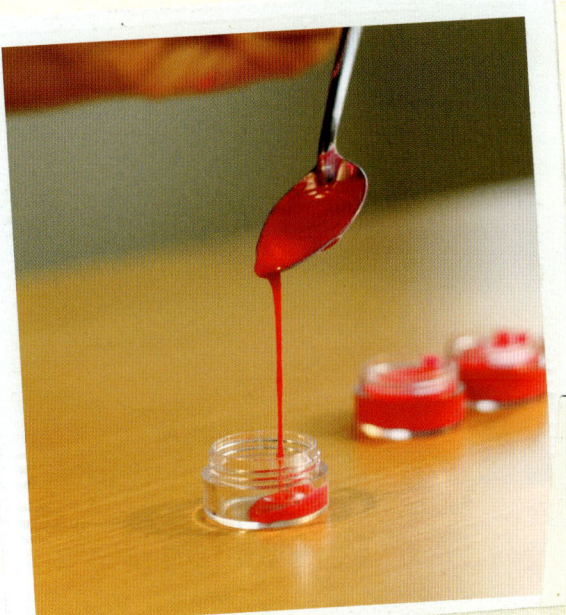

산화아연은 일반적으로 화장품의 표면에 하얀 막을 형성합니다. 이런 막을 보고 사람들이 가끔 제대로 만든 화장품이 아니라고들 해요. 하지만 이런 불완전한 요소들이 시중의 화장품에서 찾을 수 없는 특별함과 아름다움을 갖게 한다고 생각해요.

Step 4. 녹인 립 컬러를 용기에 부으면 끝!

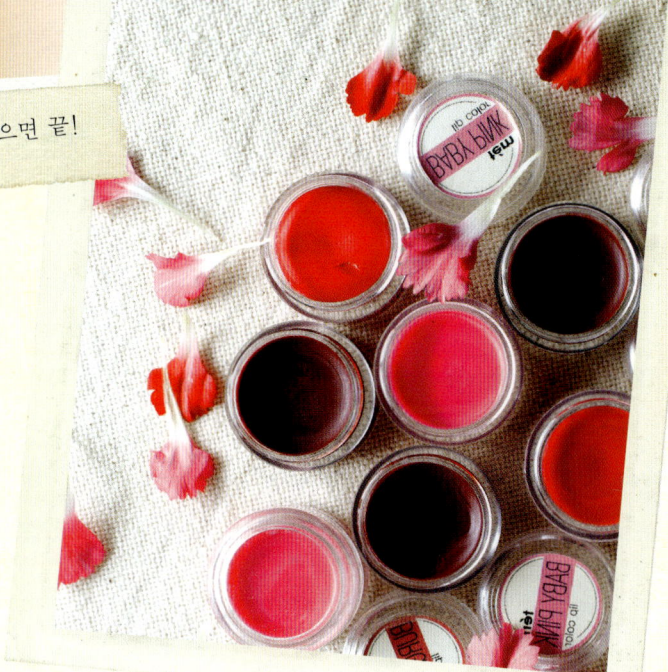

고체 립 컬러 완성!

주의할 점

거의 모든 립스틱에 산화아연과 이산화티탄이 들어가요. 입술에 하얀 막을 씌워 색소의 색을 정확히 드러내는 역할을 하죠. 흰 막이 없으면 색이 뿌옇게 나올 거예요. 산화아연은 자외선으로부터 입술을 보호하는 역할도 합니다. 레시피에서 산화아연의 허용 비율은 25%입니다.

립글로스 *Lip gloss*

난이도 : ♥♥♥♡♡
소요시간 : 25 분
수량 : 4 개

립글로스는 고체 립 컬러를 만드는 방법과 크게 다르지 않아요. 다만 왁스가 조금 더 적게 들어갈 뿐이죠. 왁스의 양을 적게 하면 완벽하고 밀도 있는 액체 베이스가 만들어져요.

* 레시피

재료	중량 및 개수
화이트 밀랍	2 g
소이빈 왁스	5 g
아보카도 오일	13 g
코코넛 오일	5 g
스위트 아몬드 오일	3 g
핑크 스파클 마이카	2 g
코랄 마이카	2 g
골드 스파클 마이카	2 g
플레이버 오일(취향대로)	0.72g(1ml)
5ml 립글로스 용기	4 개

도구와 장비 : 내열유리컵 2개, 저울, 거품기, 전자레인지

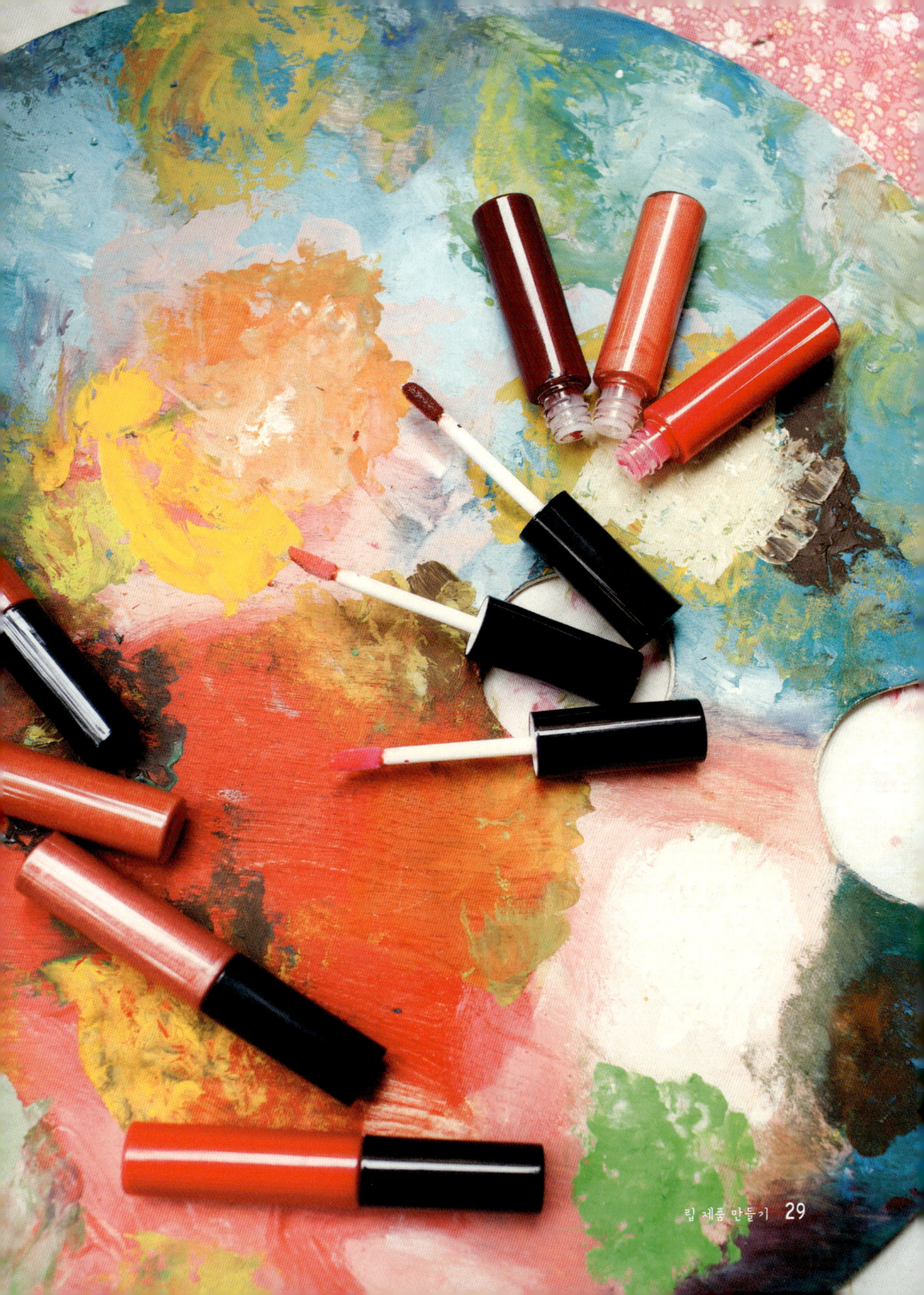

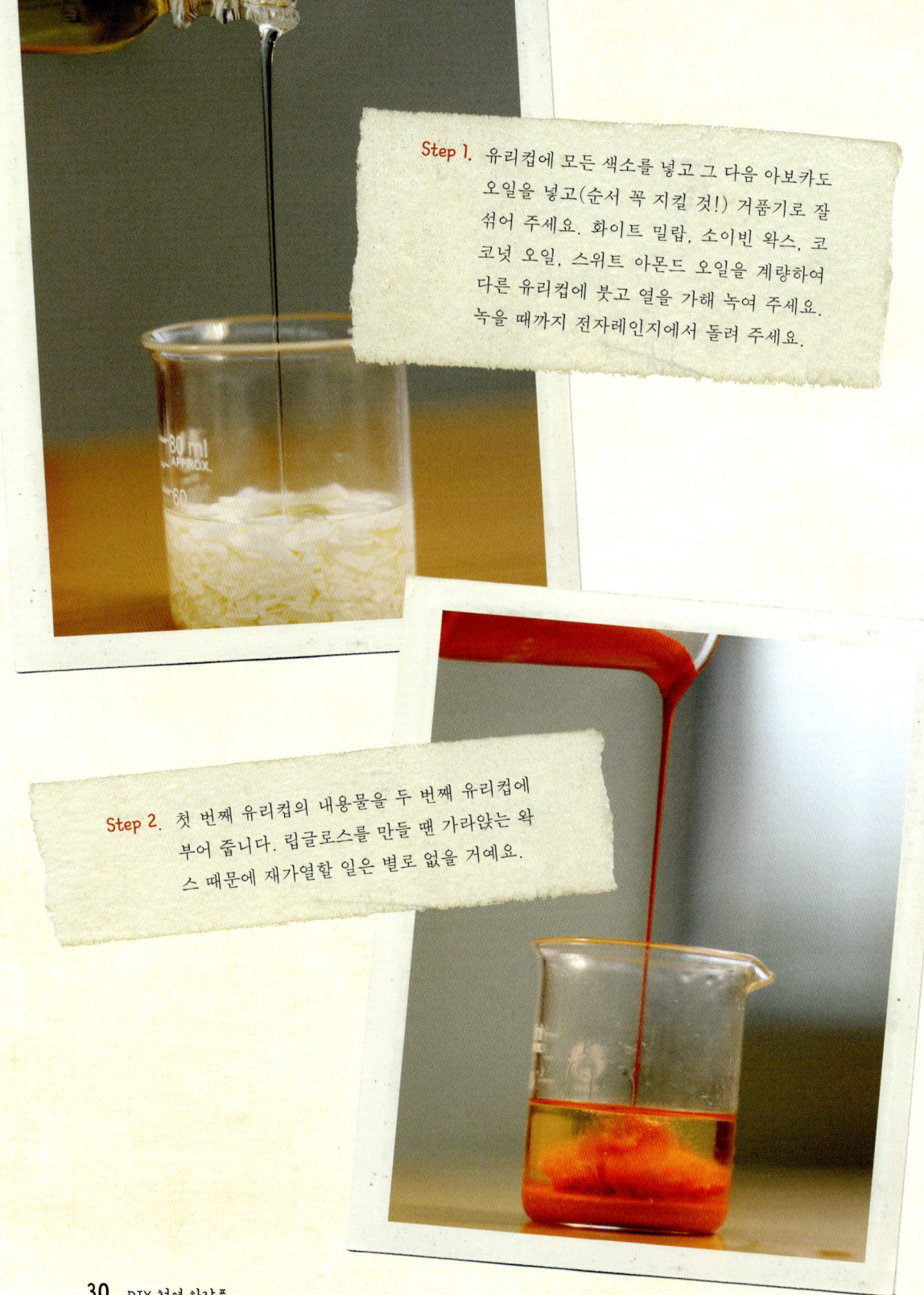

Step 1. 유리컵에 모든 색소를 넣고 그 다음 아보카도 오일을 넣고(순서 꼭 지킬 것!) 거품기로 잘 섞어 주세요. 화이트 밀랍, 소이빈 왁스, 코코넛 오일, 스위트 아몬드 오일을 계량하여 다른 유리컵에 붓고 열을 가해 녹여 주세요. 녹을 때까지 전자레인지에서 돌려 주세요.

Step 2. 첫 번째 유리컵의 내용물을 두 번째 유리컵에 부어 줍니다. 립글로스를 만들 땐 가라앉는 왁스 때문에 재가열할 일은 별로 없을 거예요.

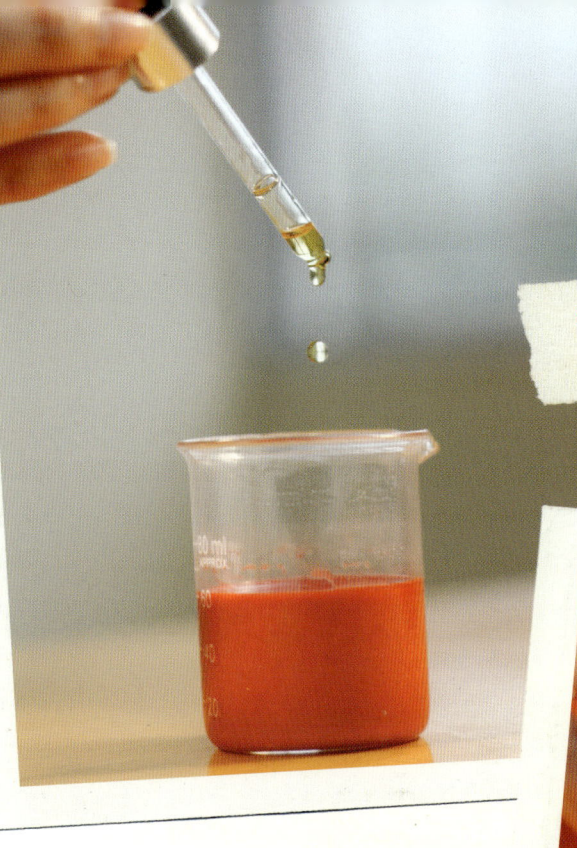

Step 3. 플레이버 오일을 넣고 스푼으로 잘 섞어 줍니다.

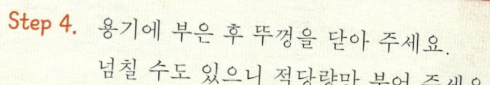

Step 4. 용기에 부은 후 뚜껑을 닫아 주세요. 넘칠 수도 있으니 적당량만 부어 주세요.

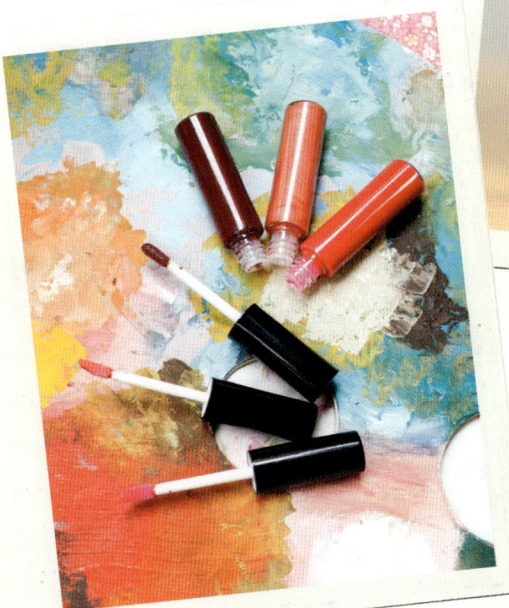

립글로스 완성!

립 제품 만들기 **31**

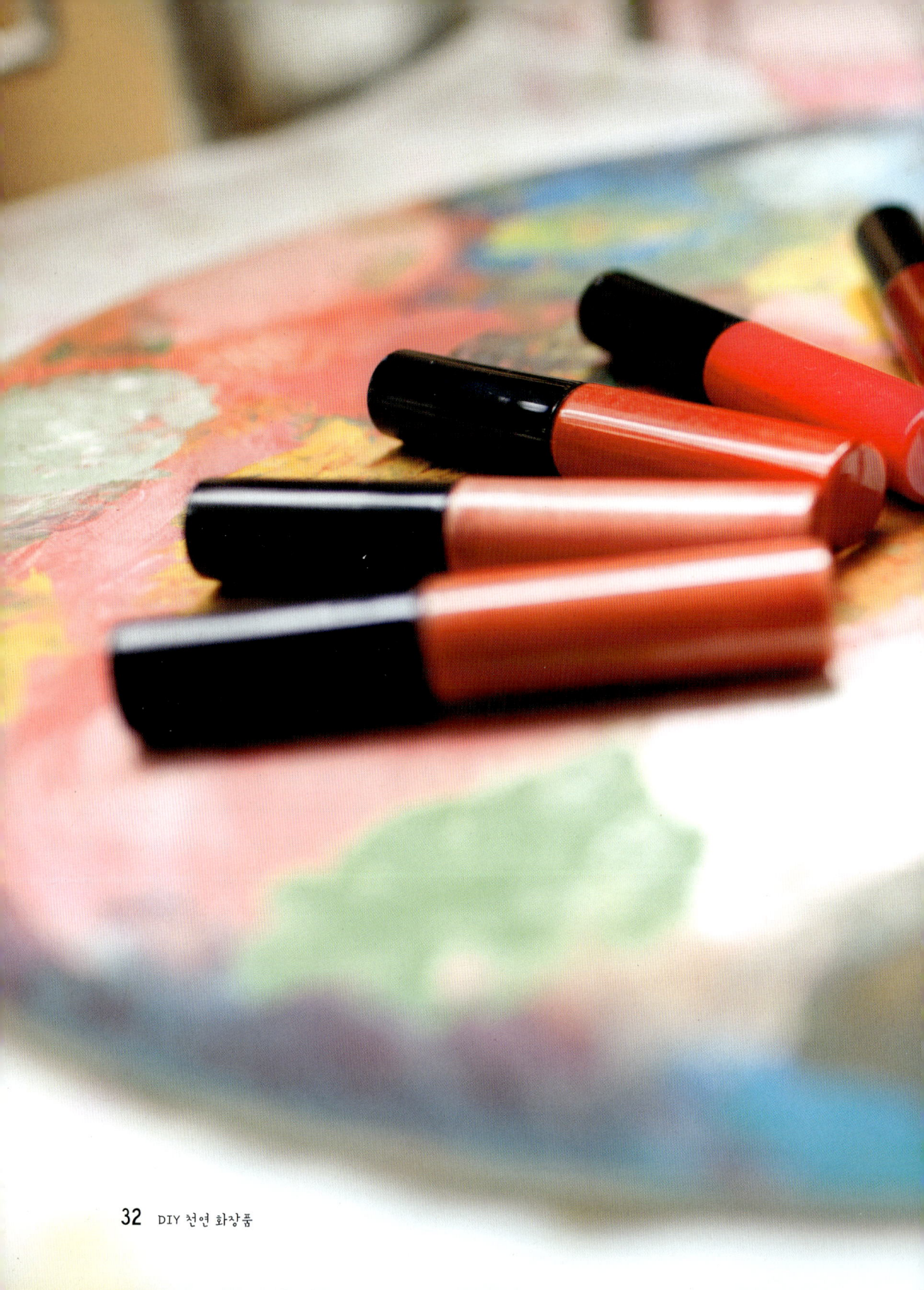

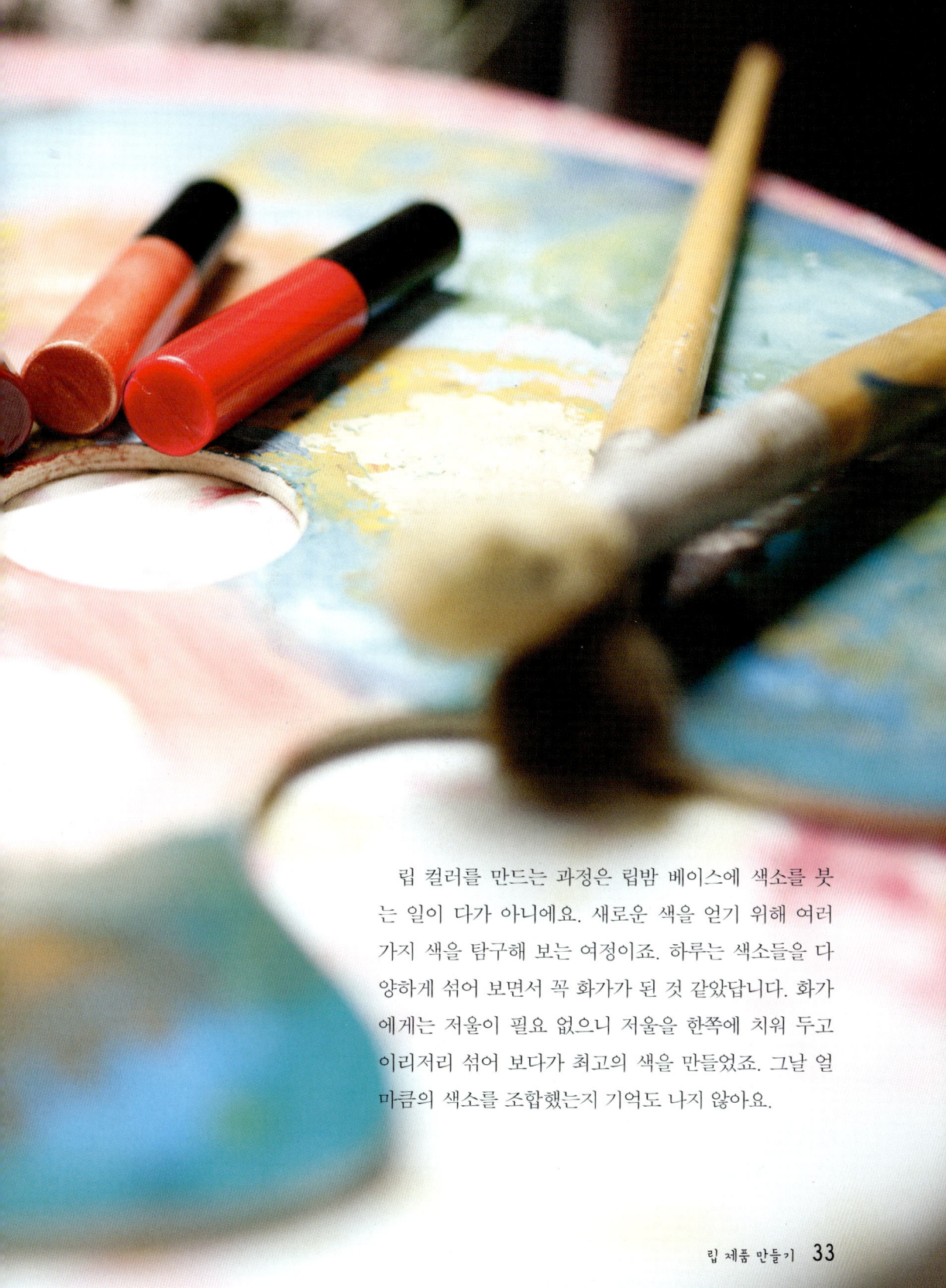

립 컬러를 만드는 과정은 립밤 베이스에 색소를 붓는 일이 다가 아니에요. 새로운 색을 얻기 위해 여러 가지 색을 탐구해 보는 여정이죠. 하루는 색소들을 다양하게 섞어 보면서 꼭 화가가 된 것 같았답니다. 화가에게는 저울이 필요 없으니 저울을 한쪽에 치워 두고 이리저리 섞어 보다가 최고의 색을 만들었죠. 그날 얼마큼의 색소를 조합했는지 기억도 나지 않아요.

립 탑코트 *Top coat for lips*

립글로스 레시피와 똑같이 만들다가 옐로 스파클 마이카를 소량만 넣고 모든 색소를 다 빼면 건조한 립 컬러를 보완해 줄 스파클리 탑 코트를 만들 수 있어요.

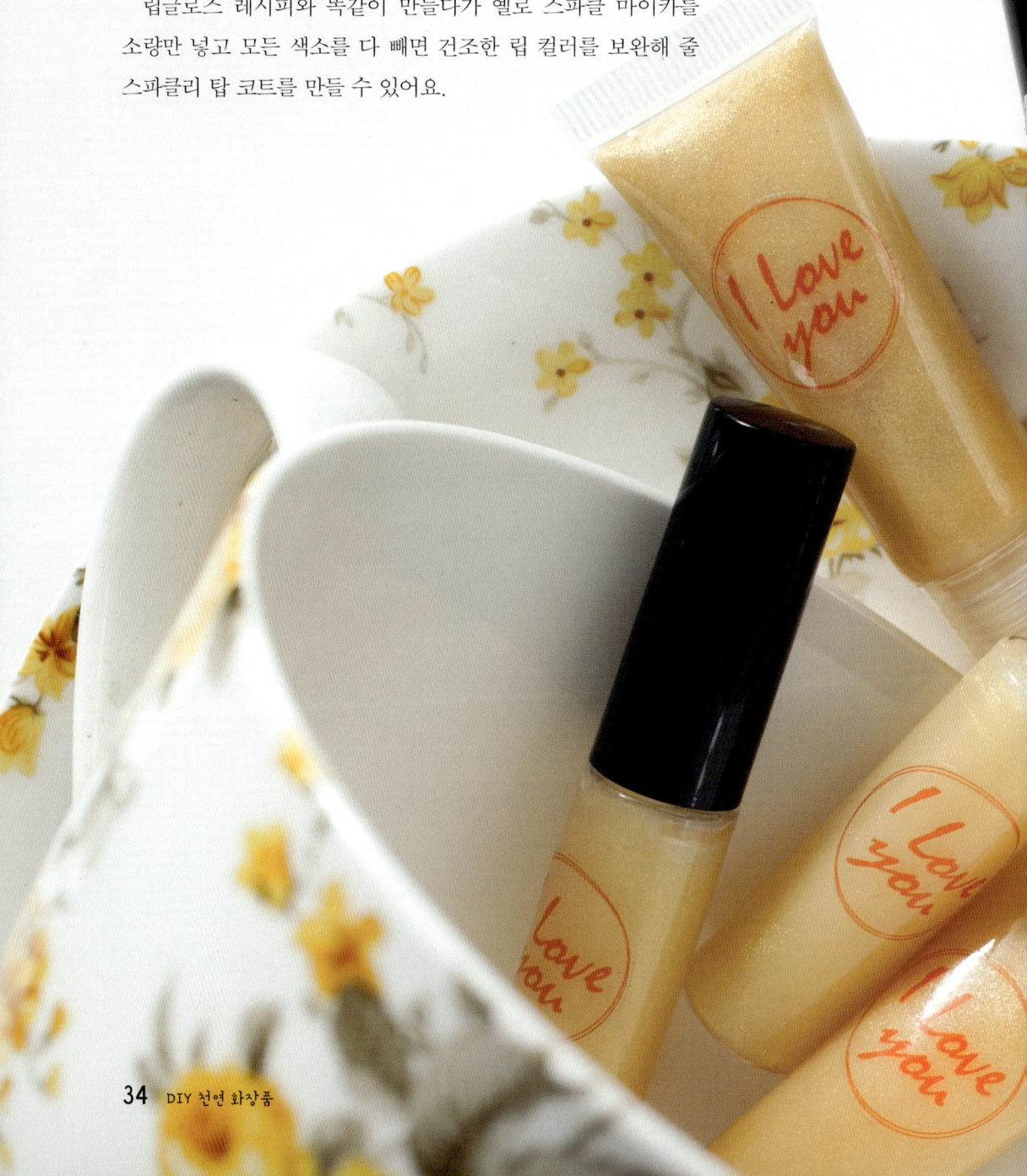

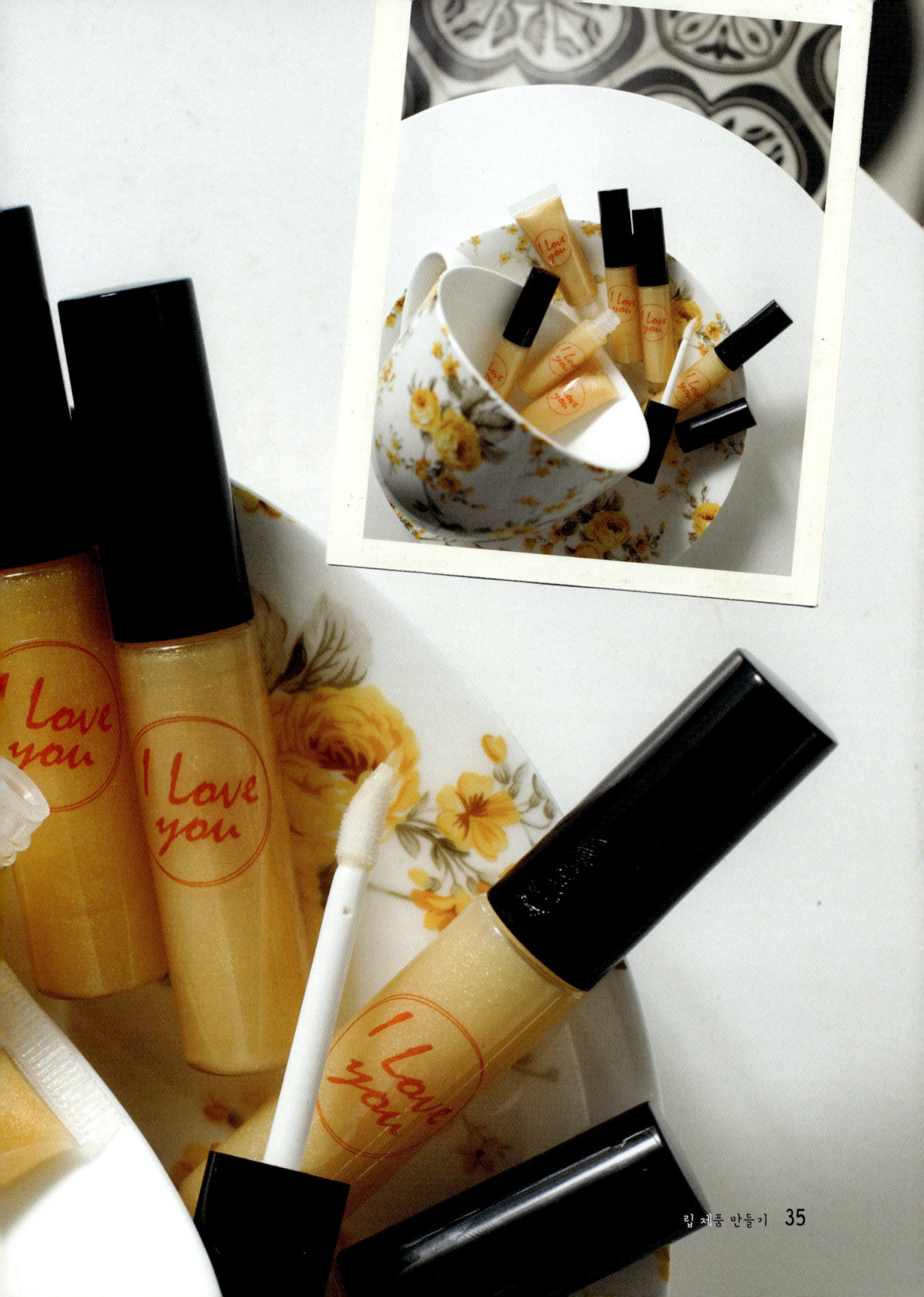

립 제품 만들기 35

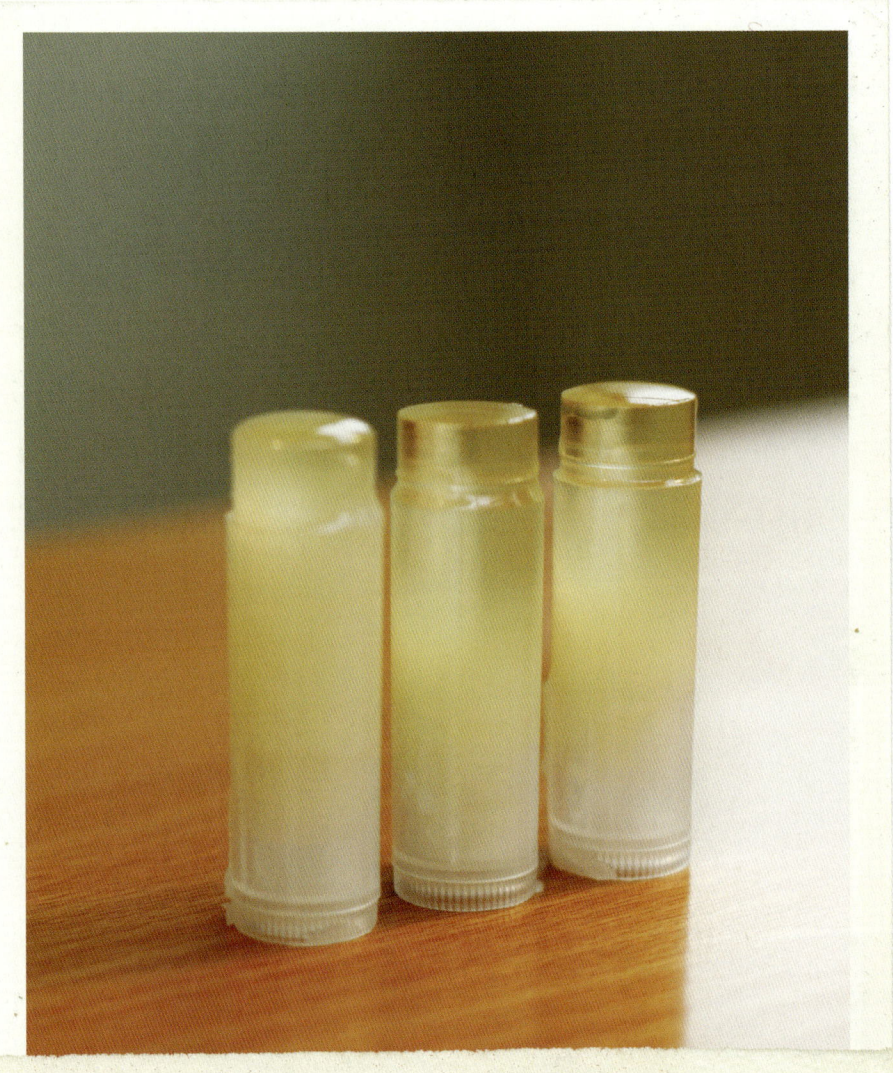

　항상 투명함을 유지하는 립밤을 갖는 게 소원이었어요. 아직까지 방법을 찾지 못했죠. 완벽히 투명한 순간은 고작 몇 초뿐이었어요. 가끔 "그래, 거의 다 왔어. 아직 성공은 아니지만 거의 다 왔어!"라는 기분이 들면 포기하지 않고 계속해서 도전했지요.

"처음 립밤을 만들었을 때,
너무 기뻐서 립밤을 들고 있기도 힘들었죠."

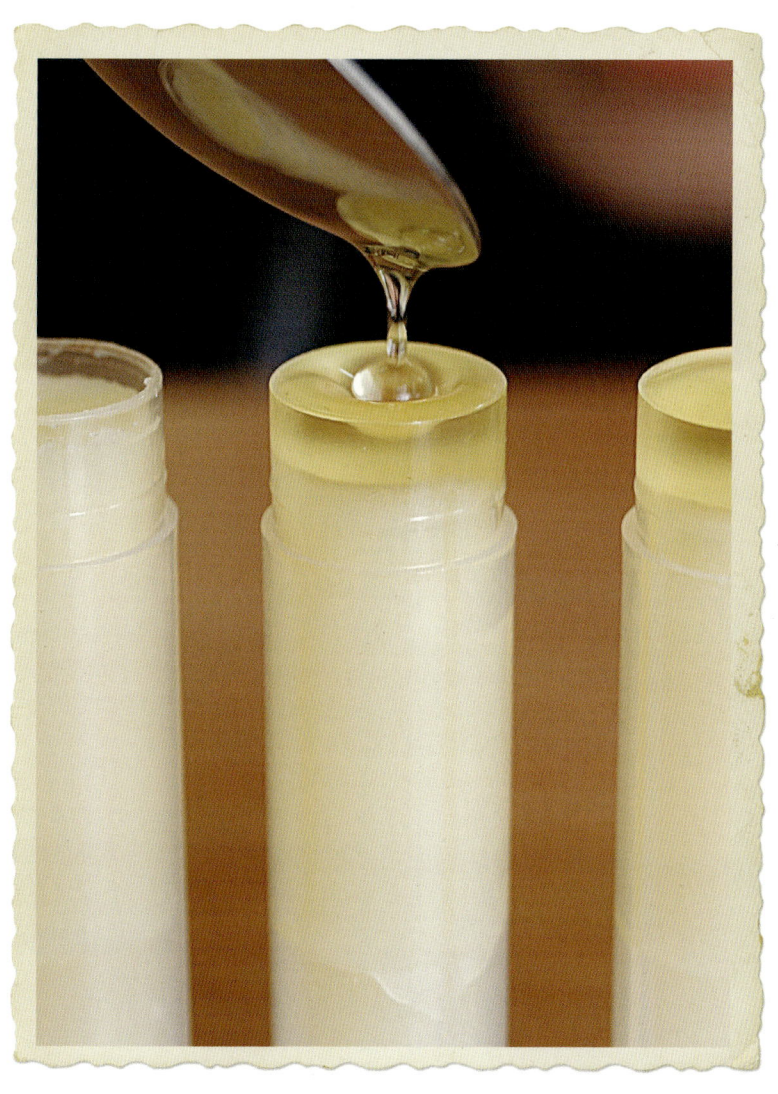

완벽한 레시피를 위한 도전

아래의 표에 립밤을 만드는 재료들을 간략하게 소개했어요. 각각의 장단점과 어떻게 섞이는지 나와 있지요. 좋아하는 재료를 찾고 나만의 이상적인 비밀 레시피를 찾길 바라요!

선택한 재료들로 약 2주간 시험해 보고 별 5개로 점수를 매겨 보세요.

고체 오일(실온에서 굳어 있는 오일을 말해요. 버터라고도 합니다), 브리틀 오일(팜 오일 등), 계절에 따라 굳거나 녹는 오일(냉장 보관을 하지 않은 코코넛 오일) 등이 있답니다. 만약 이런 오일들을 립밤을 만드는 데 사용한다면 50% 이하로 비율을 조절하여 섞어야 합니다. 그렇지 않으면 너무 단단해지고 쉽게 부서지니까요.

재료	효능	주의할 점	권장 사항
올리브 오일	값이 비싸지 않다. 풍부한 영양소 함유. 스킨 케어 화장품에 많이 쓰이고 영양이 풍부하다.	색깔을 살짝 어둡게 하는 경향이 있다. 피부에 무게감이 들 수 있다. 향은 적당히 나지만, 고체 향수에 적합하지 않다.	30% 이하를 권장. 더 많이 넣으면 무게감이 들 수 있다.
스위트 아몬드 오일	비타민 D·K·E가 풍부하다. 다크서클, 검버섯과 주름을 개선한다. 햇빛 노출로 인한 화상에 좋다.		색과 향 모두 가볍다. 거의 모든 피부 타입과 화장품에 어울린다.
코코넛 오일	항균에 탁월하며 발진, 가려움증, 습진, 링웜(곰팡이성 피부염) 등으로부터 몸을 보호하는 역할을 한다.	겨울철에는 고체 상태가 되고 고온에서 녹는다. 이로 인해 립 제품에 변형이 일어날 수도 있다. 또한 여드름이 생기기 쉬운 피부에 여드름을 유발하기도 한다.	기온의 변화에 따라 생기는 변형을 피하기 위해 일반적으로 30% 미만으로 사용한다.

재료	효능	주의할 점	권장 사항
팜 오일	비타민E가 풍부하여 노화 방지에 탁월하다.		반드시 30% 미만으로 제한해야 한다.
피마자 오일	굉장히 무겁고 점성이 있지만 오랫동안 지속되고 아름답게 빛난다. 10퍼센트 미만으로 첨가했을 때 입술에 미끄러지듯 쉽게 발린다는 강점이 있다. 피부에 막을 형성하는 보습제로 쓰인다.		5퍼센트 미만으로 사용하여 입술이나 피부에 무거운 느낌이 들지 않도록 한다.
라이스 브랜 오일	미백 효과가 탁월하며 비타민E가 풍부하다. 햇볕에 타서 손상 입은 피부를 진정시켜 주고 멍을 없애는 데도 효과적이다. 빨리 흡수된다는 장점이 있다.		
아보카도 오일	비타민 A·D·E가 풍부하며 피부에 굉장히 잘 맞는다. 피부에 쉽게 스며들어 콜라겐을 형성하는 데 도움을 준다.		
호호바 오일	빨리 흡수되는 천연 오일 중 가장 건조하다고 알려져 있다.	피부에 오랫동안 남아 있는 듯한 느낌이 들지 않는다.	
시어버터	최고의 천연 진정제다. 비타민 A·E가 풍부하다. 햇볕으로부터 피부를 보호한다. 대개 튼 입술이나 건조한 피부를 위한 치료제로 쓰인다.	피부에 스며들기까지 시간이 걸리기 때문에 약간 번들거릴 수 있다.	

재료	효능	주의할 점	권장 사항
코코아 버터	비타민E가 풍부하며 노화 방지 작용을 하는 천연 보습제다. 일반적으로 밤에 사용하는 스킨 케어 화장품에 쓰이고, 특히 튼 입술에 좋다.	피부가 번들거릴 수 있다.	
밀랍	조직을 단단하게 하고 유지하는 데 좋다. 립스틱과 같이 단단한 막대형 제품을 만들 때 20퍼센트 정도 쓴다.	향이 강하다. 또, 고온에서 녹기 때문에 화상도 조심해야 한다.	일부 비건(vegan, 엄격한 채식주의자) 또는 식물성 화장품 제조업자들은 밀랍을 빼고 싶어 하는 경우도 있다.
소이빈 왁스	수소화라고 부르는 과정을 거친 고체 왁스다. 콩기름이 가진 다량의 숙성 성분을 함유하고 있다. 밝은 색상에 은은한 향이 난다.	부드럽고 저온에서도 잘 녹는다.	화장품을 단단한 제형으로 만들기 위해서는 약 50% 정도 사용하기를 권장한다.
칸데릴라 왁스	단단한 제형을 만드는 데 있어서 '왁스의 여왕'으로 알려져 있다. 립 제품에 윤기 있고 부드러운 마무리를 주기 위해 많이 쓰이는 성분이다.	단단한 노란색 조각의 형태이며 제품에서 노란빛이 날 수도 있다.	

재료	효능	주의할 점	권장 사항
플레이버 오일	플레이버 오일은 사용할 수 있는 선택권이 매우 넓다. 또한 사용감이 말로 표현할 수 없을 정도로 좋다.	입술에 써도 안전하긴 하나 인공화학물질이다. 상업용 화장품에서는 이미 널리 사용되고 있지만 임산부나 아이들에게는 쓰지 않는 것이 좋다.	플레이버 오일마다 안전 기준이 다르기 때문에 상세히 알아보아야 한다. 피부에 바로 닿지 않도록 한다.
파우더 컬러	화장품에 색을 더하는 것 외에도 립밤이나 립스틱을 더욱 단단하게 만들어 주는 역할을 한다.	립 제품을 만들 때는 입술에 발라도 안전한 색소를 써야 한다. 임산부나 유아에게 사용하지 않도록 한다.	과하게 사용하면 뻣뻣하고 립 제품의 품질이 떨어진다. 작업할 때 파우더를 코로 흡입하지 않도록 마스크를 착용해야 한다. 그렇지 않으면 재채기가 나거나 다른 호흡 관련 문제가 발생할 수 있다.

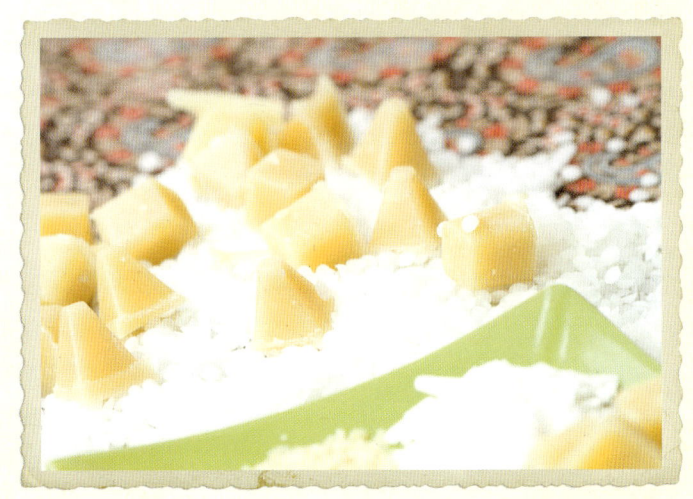

레시피 Q&A

문제	이유	해결책
립밤이 너무 묽어요.	왁스 함유량이 너무 적기 때문이에요.	베이스를 재가열하고 왁스를 첨가하세요. 모든 왁스는 각기 다른 농도를 갖고 있다는 점을 명심할 것! 이에 따라 베이스의 질감이 다를 수 있어요. 제조법에서 명시한 권장량을 다시 확인하세요.
립밤이 너무 딱딱해요.	오일 함유량이 낮기 때문이에요.	원래 베이스를 가열하여 오일을 첨가하세요. 가열하면서 부드러운 질감이 될 때까지 조금씩 오일을 추가합니다.
립밤의 양이 생각보다 적게 나와요.	아마도 립 베이스가 너무 뜨거울 때 용기에 넣었기 때문일 거예요. 이 경우 용기 바닥에 제품 일부가 깔립니다.	립 베이스가 60도로 완전히 식을 때까지 기다린 후 용기에 부어 주세요.
립밤 용기를 돌려서 빼내면 멈춰 버려요. 다시 돌려서 넣을 수도 없어요.	너무 뜨겁고 제대로 섞이지 않은 립 베이스를 용기에 부으면 바닥에 가라앉아서 돌려 빼낼 수가 없어요. 만약 너무 많이 빼면 보이지 않는 바닥 부분이 두 개로 깨질 수도 있습니다.	용기에 붓기 전에 60도 이하로 립 베이스가 식을 때까지 기다려야 해요. 손가락으로 밀어서 내려야 할 수도 있기 때문에 사용할 때 립밤을 너무 많이 빼는 일이 없도록 하세요.

문제	이유	해결책
레시피보다 플레이버 오일을 더 넣어도 되나요?	최대 허용량까지만 넣도록 하세요(용기 하나에 약 5.5방울 정도). 이미 권장량의 최대치를 넣었는데도 향이 약하다면 2가지 원인을 생각해 볼 수 있어요. 1. 립 베이스가 아직 뜨거운 상태에서 플레이버 오일을 넣은 경우 2. 플레이버 오일의 특성 자체가 약한 경우	립 베이스를 재가열하세요. 60도 이하로 떨어진 다음에 첨가물을 넣어야 한다는 사실을 기억하세요! 일부 플레이버 오일은 립밤에서 향이 굉장히 약하게 나기도 합니다. 오일을 구매한 곳에서 확실히 알아보거나 향이 얼마나 나는지 시험해 보세요.
의도하지 않았는데 립밤이 그러데이션으로 나왔어요.	립밤에서 균일하지 않은 그러데이션이 나타나기도 하는데, 베이스가 아직 뜨거울 때 용기에 넣어서 그럴 수 있어요. 일반적으로 무거운 파우더 컬러는 바닥에 가라앉습니다.	베이스를 식힐 때 파우더 컬러를 넣지 않은 상태 때보다 더 식혀야 합니다. 온도계를 사용하거나 베이스에 파우더 컬러가 어떻게 섞이는지를 관찰해서 시점을 알아내도 좋아요. 베이스가 뜨거울 경우 섞이는 속도가 더 빠릅니다.
튼 입술을 치료해 줄 립밤을 원했었는데….	아마도 레시피가 만족스럽지 못했나 봅니다. 아니면, 현재 피부의 건강 상태가 어떤지도 생각해 보세요.	쓰려고 했던 재료의 장단점을 고려해 볼 필요가 있어요. 예를 들어 피마자 오일(건조함이 특징) 대신에 시어 버터(튼 입술에 최고)를 쓰도록 하세요. 만약 건강 문제(피부염 등) 때문이라면 병원에 가보세요. 이런 경우 화장품으로 해결할 수 없어요.

문제	이유	해결책
왜 립밤이 여러 층으로 분리되나요?	용기에 부을 때 한 번에 붓지 않고 멈춰 가며 부으면 첫 번째 층에서 그 다음으로 넘어갈 때 앞부분이 식어 버리기 때문에 층이 생기는 거예요.	한 층을 붓고 다음 층을 붓기 전에 살짝 긁어내며 자연스럽게 이어지도록 해주세요.
왜 립밤을 만들고 돌려 뺐는데 몽글몽글하고 이상해 보이는 거죠?	혼란스러워 마세요. 립밤은 사용하기 전에 단단하게 굳을 시간이 더 필요한 것뿐이니까요.	원상 복구하려면 먼저 립밤을 용기에서 뺀 후 재가열하여 다시 용기에 넣으세요. 그리고 용기에서 완전히 식힌 후에 사용하세요.
립밤 믹스가 용기에 넣기 전에 굳는 이유가 뭔가요?	여러 가지 원인이 있을 수 있어요. 베이스를 너무 오래 식혔을 수도 있고요.	그럴 경우 전자레인지에 가열하고 60도로 식힌 후에 용기에 부어 주세요.
	실온이 낮아서 립 베이스가 얼었을 수도 있어요.	실온이 25~30도인지 확인한 후 베이스를 재가열하고 용기에 부어 주세요.
	왁스를 과다하게 넣으면 응고 현상이 일어날 수 있어요.	베이스에 오일을 조금 더 넣고 재가열해 주세요.
왜 제가 만든 립글로스는 속이 깨진 것처럼 보이나요?	흔히 일어나는 현상이에요. 립글로스는 일반적으로 식으면서 수축하기 때문이죠.	립글로스의 품질에는 전혀 문제없어요. 하지만 갈라지는 부분을 없애려면 용기를 따뜻한 물에 담근 후에 베이스가 살짝 녹으면서 갈라진 부분이 메워지도록 해주세요. 다음번엔 레시피보다 오일을 더 넣어주세요(과하게는 금물! 파우더 컬러를 넣기에 너무 단단해질 수 있어요).

문제	이유	해결책
컬러 립밤 속의 작은 덩어리들은 뭔가요?	뭉친 파우더 컬러 덩어리에요.	파우더 컬러는 완전히 섞이도록 아주 잘 섞어야 해요. 메탈 스푼으로 잘 으깨서 없애 주세요.
	많은 파우더 컬러들이 고온에서 분리됩니다(무기물 종류는 분리되지 않아요).	만약 그중 하나를 사용하여 덩어리를 해결하지 못했다면, 다음번에는 오일-파우더(또는 오일-프레그런스) 용액을 고온에서 가열하지 마세요.

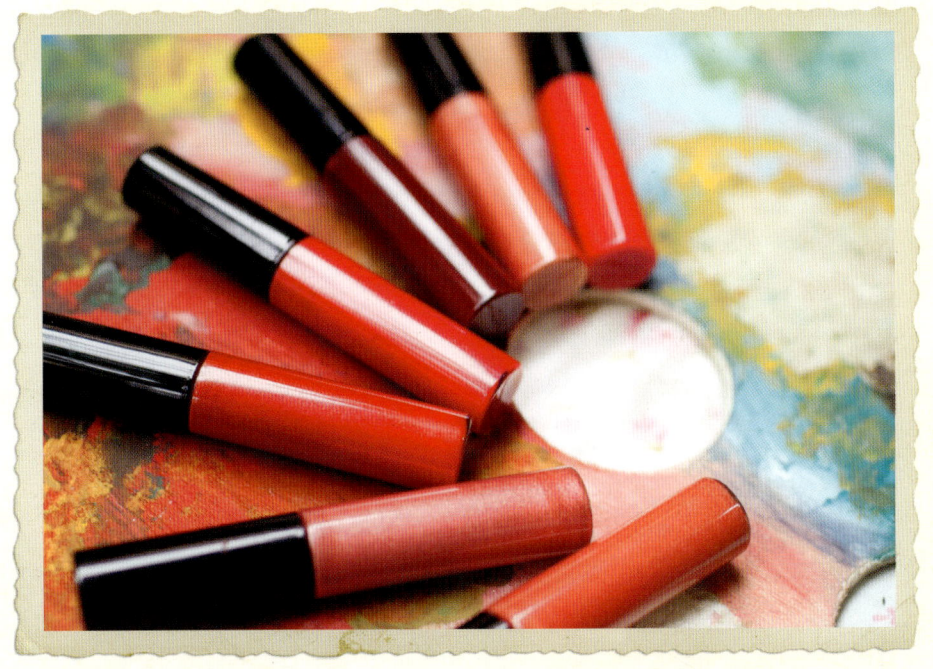

립 제품 만들기

생각하는 코너

바셀린으로 립밤을 만들지 않는 이유는?

바셀린 또는 페트로라튬(petrolatum)으로 립밤을 만드는 레시피는 시중에 굉장히 많아요. 물론 그 레시피도 존중하지만 우리 스타일은 아니에요.
왜냐고요? 시중에서 파는 페트로라튬은 최종생성물이거든요.
여러 가지 재료가 혼합되어 있을 수 있다는 말이죠. 하지만 우리가 원하는 건 천연 성분만 들어간 수제 립밤이랍니다.
페트로라튬은 정말 좋은 보습제예요. 피부의 수분이 날아가지 못하도록 막아 주죠. 하지만 그 외에 장점은 글쎄요. 실제로 피부에 영양분을 준다거나 하진 않아요.

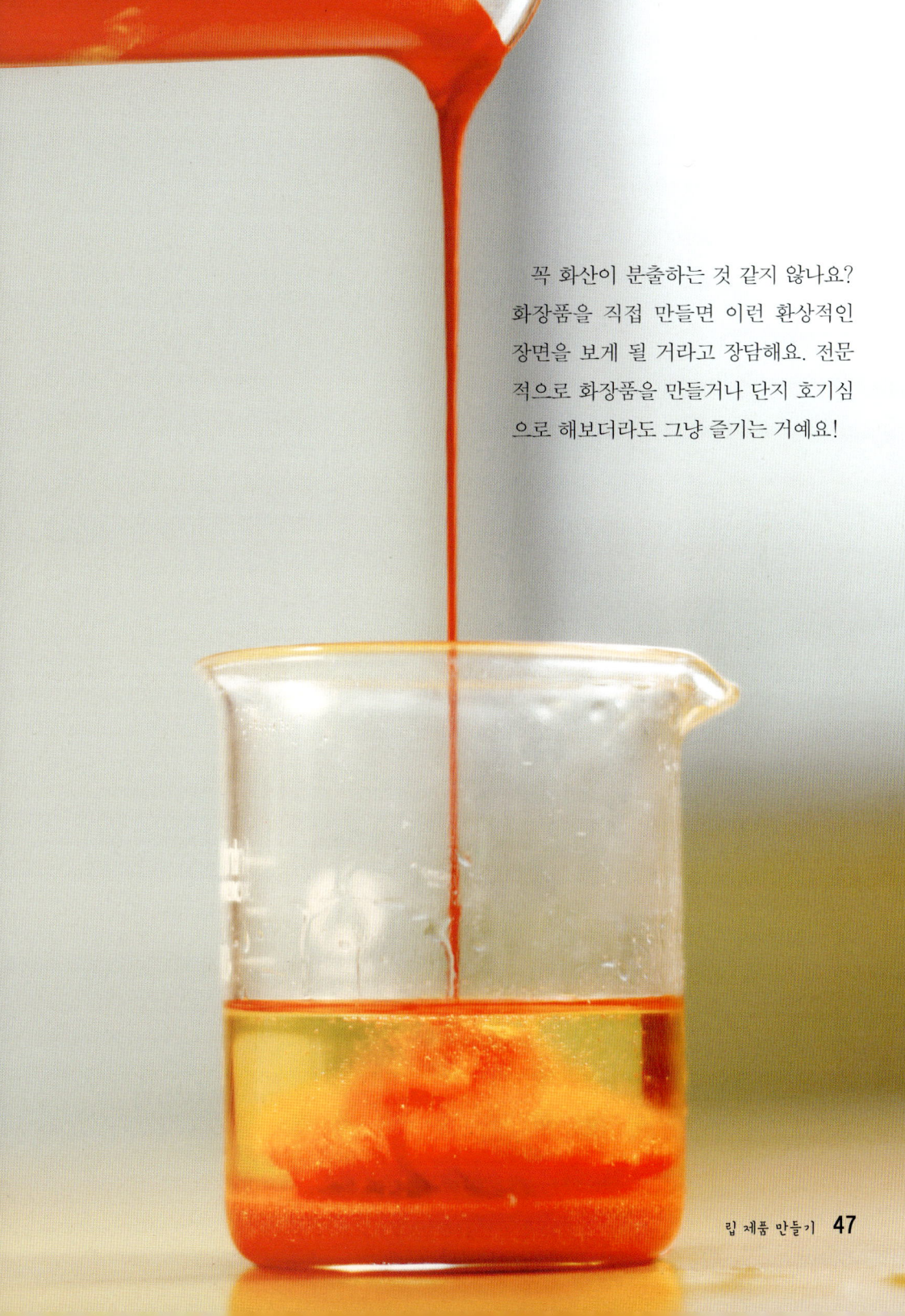

꼭 화산이 분출하는 것 같지 않나요? 화장품을 직접 만들면 이런 환상적인 장면을 보게 될 거라고 장담해요. 전문적으로 화장품을 만들거나 단지 호기심으로 해보더라도 그냥 즐기는 거예요!

캐리어 오일과 에센셜 오일

캐리어 오일(올리브 오일이나 코코넛 오일 등)은 식물성 오일 또는 베이스 오일로 알려져 있어요. 주로 액체 지방으로 구성되어 있고, 보통 냉압착 방식으로 추출해요. 일반적으로 향이 강하지 않고 절대 증발하지 않아요. 캐리어 오일은 외부 환경으로부터 피부를 보호하고 수분을 머금게 하는 등 스킨 케어에서 여러 가지 좋은 점을 가지고 있죠. 피부에 직접 발라도 괜찮아요.

에센셜 오일(라벤더 오일, 로즈마리 오일, 티트리 오일 등)은 캐리어 오일과 달리 지방 성분이 아니에요. 수증기 증류나 이산화탄소 추출법을 이용하여 뽑아내죠. 증발하는 경우도 있어서 캐리어 오일처럼 수분을 머금지는 못해요. 대신 좋은 향으로 아로마테라피(aromatherapy) 효과를 줍니다. 캐리어 오일과 달리 피부에 직접 바르면 안 돼요. 반드시 희석해서 사용해야 합니다.

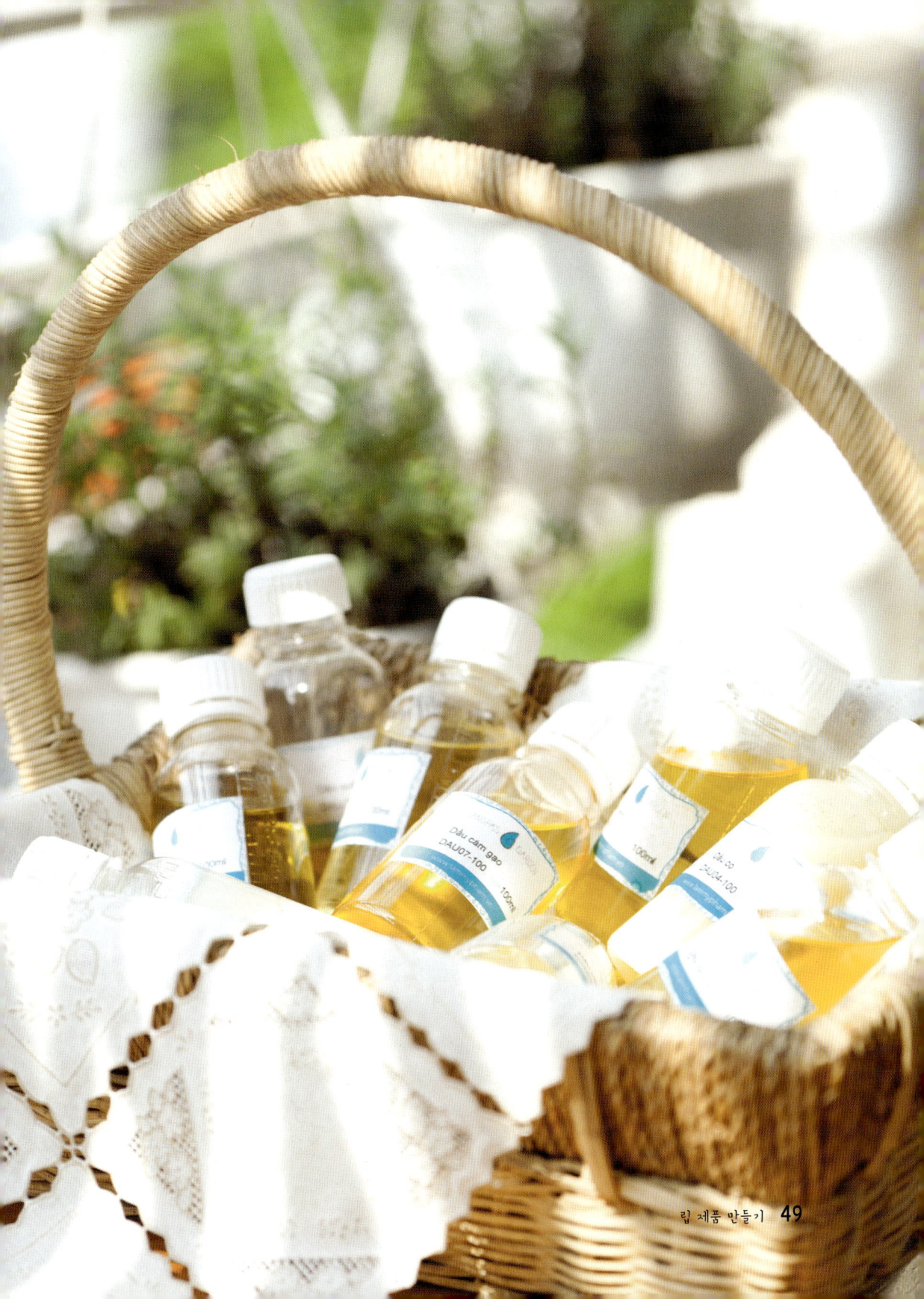

에센셜 오일은
생각보다 해로울 수 있어요

　흔히 에센셜 오일은 천연 성분이기 때문에 어떤 향이나 립밤에 넣어도 안전할 거라고 생각하죠. 하지만 희망 사항일 뿐이에요. 실제로는 건강에 해로울 수도 있거든요.
　에센셜 오일은 천연 원료에서 추출하고, 피부 트러블을 진정시켜 주는 향이 나긴 해도 립 관련 제품에 사용할 때 안전하지만은 않답니다. 그리고 대부분의 에센셜 오일의 경우 희석해서 써야만 하죠. 그렇기 때문에 어떤 에센셜 오일은 실제로 햇볕에 의한 나쁜 영향을 피부에 흡수시키기도 하고, 일부는 피부에 부작용을 일으키기도 합니다. 임산부나 아이들은 에센셜 오일을 쓰면 안 돼요. 저혈압과 같은 건강 문제가 있는 사람들은 라벤더 에센셜 오일, 녹내장이 있는 사람들은 자소유를 사용하지 마세요.
　기술적인 측면을 얘기해 보자면 에센셜 오일은 2가지 방법으로 추출할 수 있어요. 이산화탄소 추출법과 수증기 증류를 이용한 방법이죠. 수증기 증류를 이용하면 훨씬 더 환경친화적이에요. 하지만 이렇게 수증기 증류를 통해서 에센셜 오일을 추출한다 해도 입술에 항상 안전하다고 볼 수는 없답니다.
　피부·입술에 적합한 환경친화적 성분은 우리 주변의 식재료에서 쉽게 발견할 수 있죠. 바닐라는 맛있기도 하고 립밤을 제조할 때 좋은 향이 나게 해줍니다. 반으로 갈라 긁어내기만 하면 끝이죠. 신선한 바닐라를 잘라 캐리어 오일에 넣고 일주일 정도 두면 됩니다. 다크초콜렛도 맛도 좋고 훌륭한 작품을 만들어 내기도 한답니다. 다크초콜렛, 베이스 오일, 왁스를 전자레인지에 넣고 돌려서 매력적인 갈색의 립밤을 만들어 보세요. 개인적으로 입술에 영양을 주는 제품에서 기분 좋은 초콜렛향이 나는 걸 좋아합니다.
　참, 여러분이 만들 레시피에 에센셜 오일이 들어간다면 믿을 만한 공급업자나 공급처에서 사야 해요. 그리고 사용기한도 꼼꼼히 확인해 보세요. 지침서를 꼭 따르시고요!

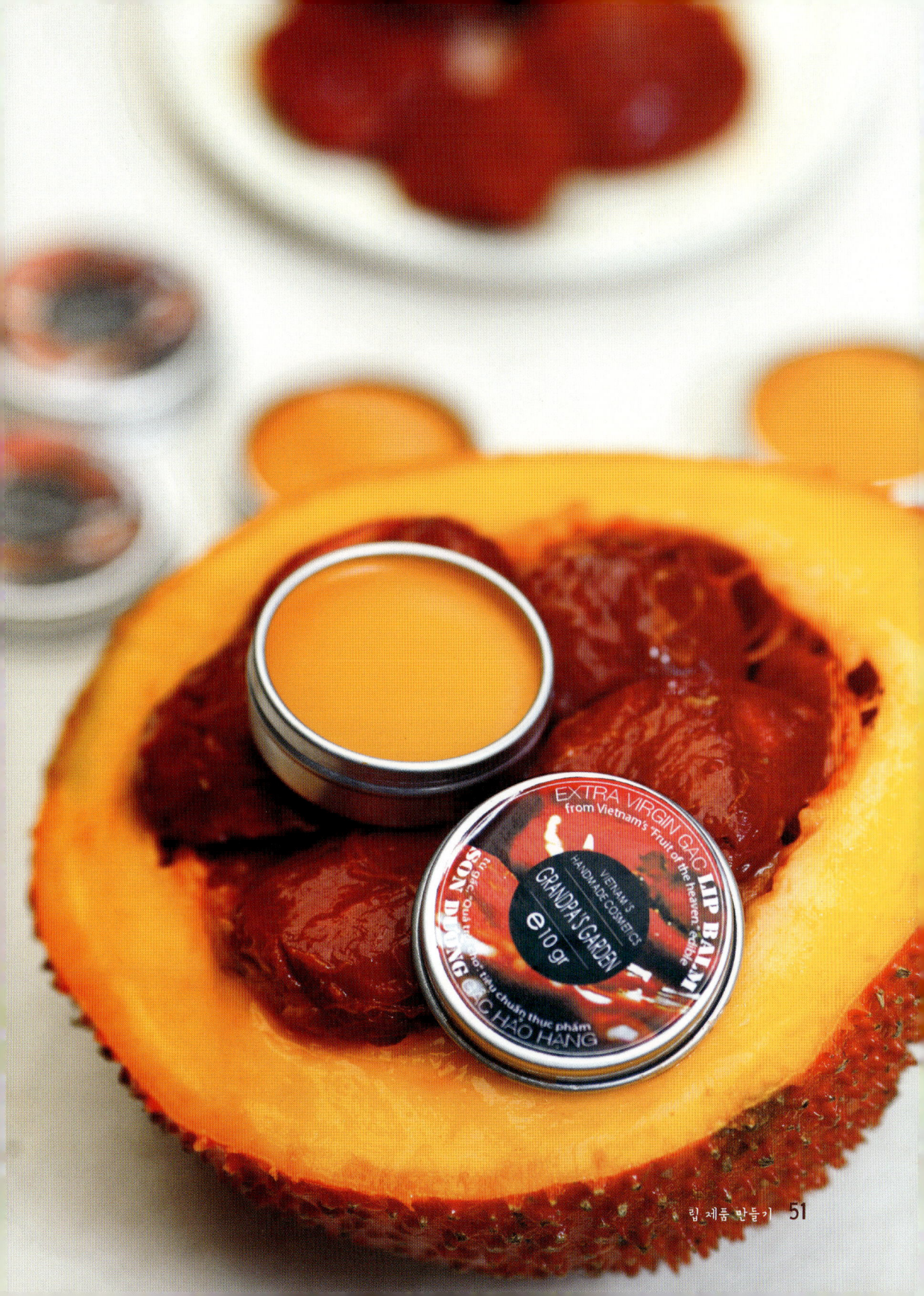

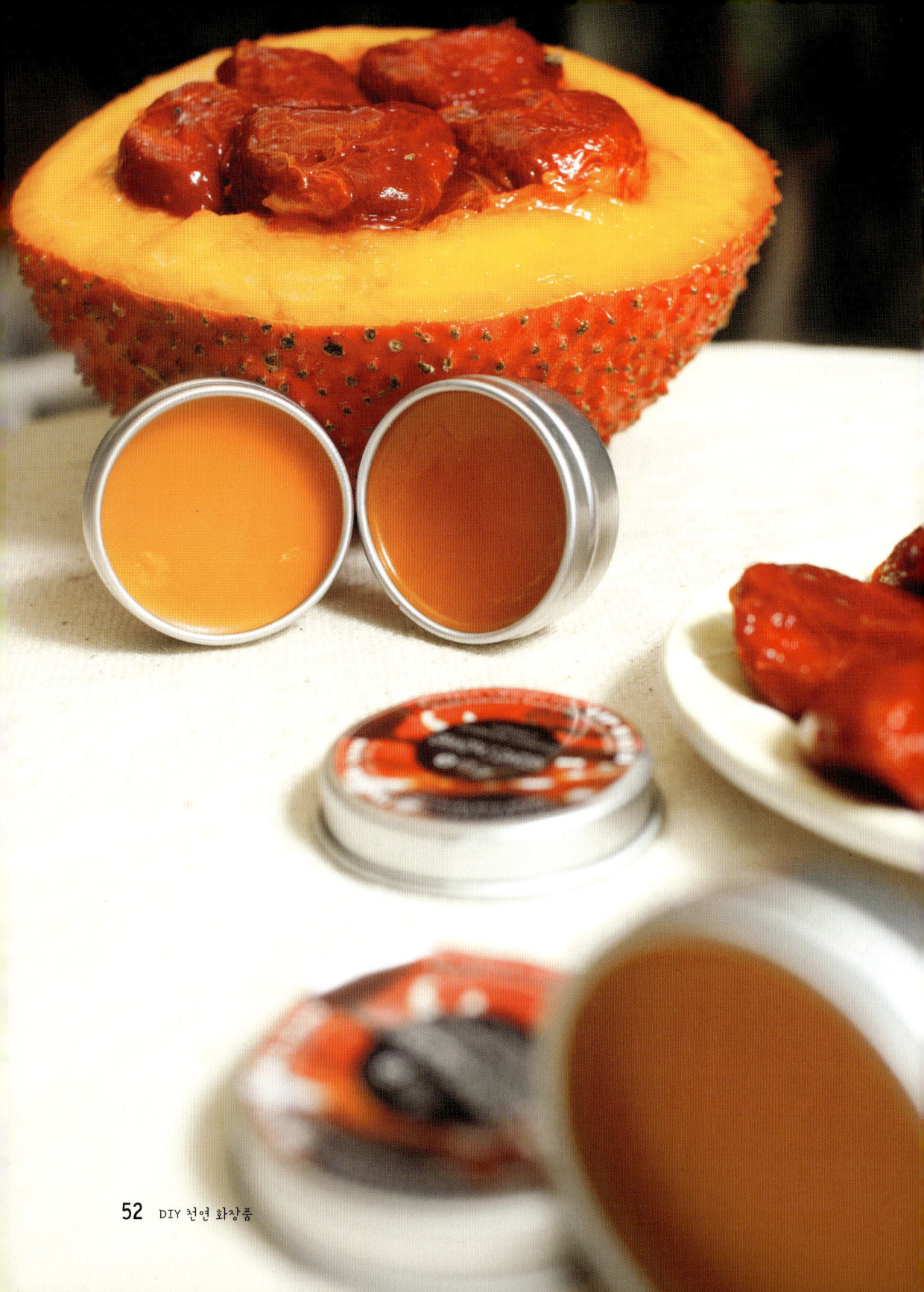

52　DIY 천연 화장품

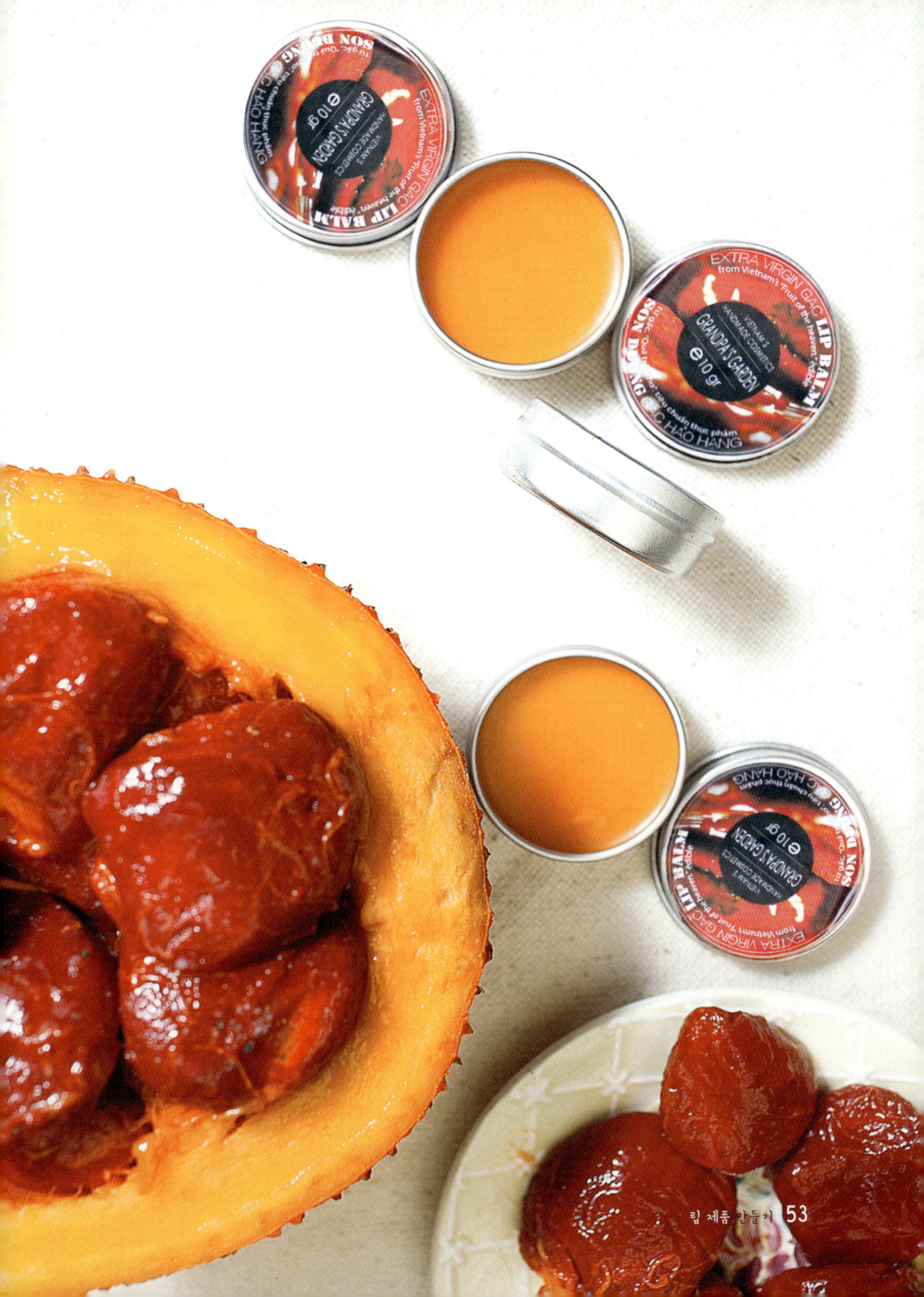

집에서 만드는 오일

할머니가 만들었던 오일에 얽힌 재미있는 추억이 많아요. 할머니는 하얀 돼지비계 조각을 자주 튀겨 주셨는데, 아이들이라면 좋아할 수밖에 없었어요. 가장자리가 살짝 타서 노릇노릇한 갈색의 맛있는 과자를 만들어 주셨거든요. 할머니가 이렇게 집에서 요리를 할 때마다 조금씩 나오는 자투리과자를 정말 좋아했어요.

할머니처럼 베트남에는 집에서 직접 오일을 만드는 사람들이 굉장히 많아요. 특히 코코넛 오일을 가장 많이 만들어요. 잘 익은 코코넛의 과육(하얀 속살)으로 오일을 만드는데, 먼저 뜨거운 물에 과육을 담근 후 몇 시간 동안 큰 팬에서 달궈요. 이렇게 간단하게 코코넛 오일이 만들어지는데, 만드는 동안 깜짝 놀랄 정도로 달콤한 냄새가 난답니다.

하지만 코코넛 오일 산업(대부분의 식물성 오일도 마찬가지이지만)에서는 최상급의 코코넛 오일을 만들기 위해 특수한 과정을 거쳐요. 바로 냉압착 방식이죠. 최대한 오일을 많이 짜내기 위해 압착 기계를 이용해요. 하지만 개인적으로 이런 방식으로 만든 코코넛 오일은 판매나 산업용 또는 연구개발을 위해서만 사용해야 한다고 생각해요. 절대 집에서는 이렇게 만들지 않죠.

코코넛 오일이 농축되고 좋은 향을 뿜어낸다고 해도 집에서 만든 코코넛 오일은 생각만큼 훌륭하지는 않답니다. 코코넛 오일을 만드는 전통적인 방법은 코코넛 과육을 몇 시간 동안 끓는점까지 가도록 끓여 오일의 형태를 만드는 것이죠. 일반적으로 오일이 고열에 노출될수록 코코넛향이 더 강해져요. 하지만 그만큼 타기도 쉽기 때문에 결국 건강과는 멀어진다고 볼 수 있죠.

게다가 전통적인 코코넛 오일 생산 방식에서는 먼지 또는 여러 미세 입자 같은 부유물이 들어가게 마련이랍니다. 결국 화장품의 유통기한이 짧아지는 거죠. 반면에 정제된 코코넛 오일은 대개 맛과 향기가 덜하지만 유통기한이 훨씬 길어요. 물론, 정제된 코코넛 오일은 천연 코코넛 오일보다는 건강 문제에 있어서 차이가 있겠죠. 하지만 그렇다고 해도 지방산의 좋은 점들은 여전히 갖고 있어요. 시중에 판매 중인 코코넛 오일이나 올리브 오일 중 대부분이 정제된 화장품이고, 음식이나 미용에 적합하다고 볼 수 있답니다.

집에서 만든 코코넛 오일을 피부에 써서 생기는 문제점에 대한 연구 자료는 아직까지 본 적이 없어요. 코코넛 오일을 만들어 보고 싶다면 구글(Google)만 검색해도 자료가 수두룩해요. 다만 완성품은 꼭 냉장 보관하고, 만들고 난 후 하루빨리 사용하도록 하는 것 잊지 마세요!

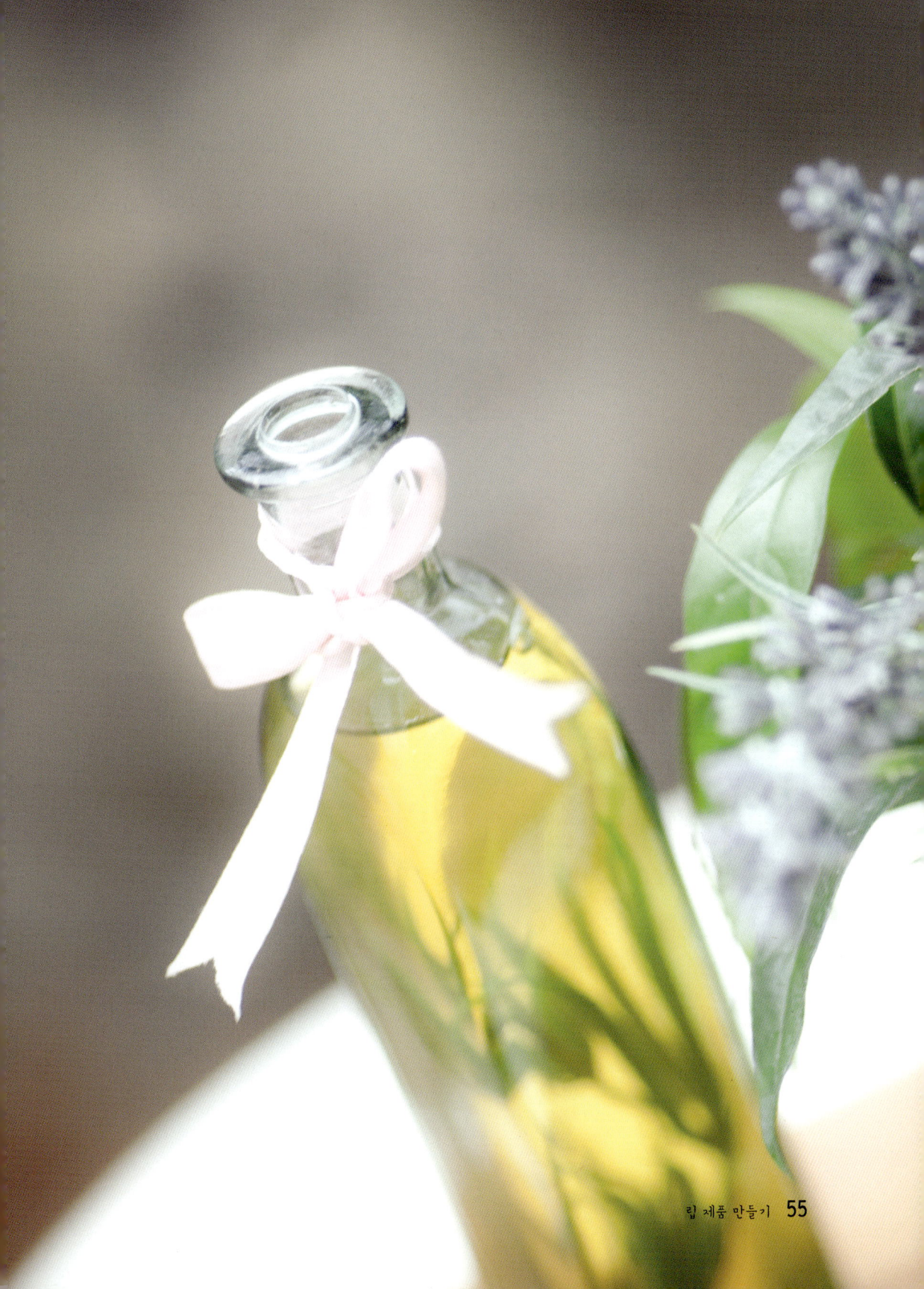

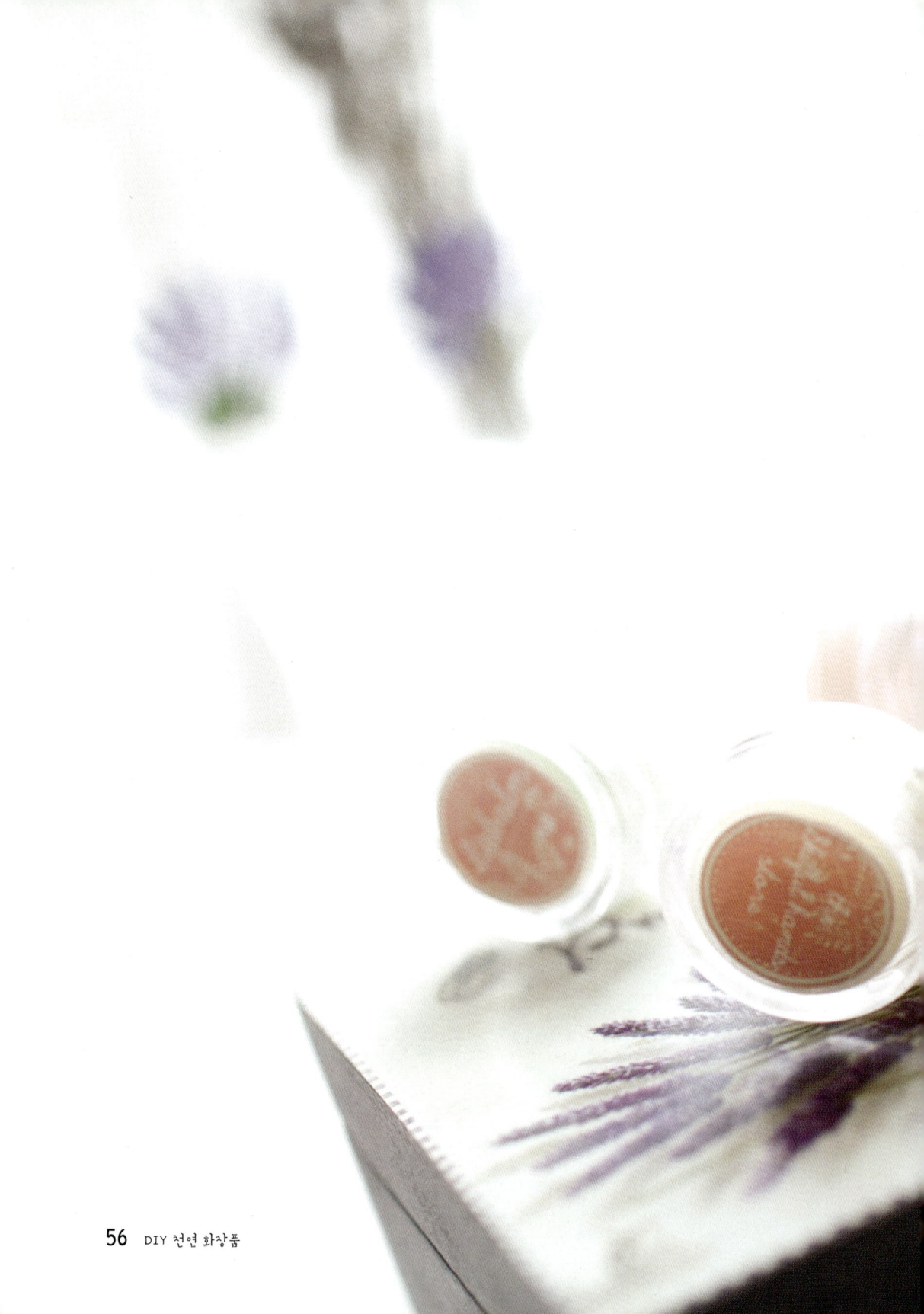

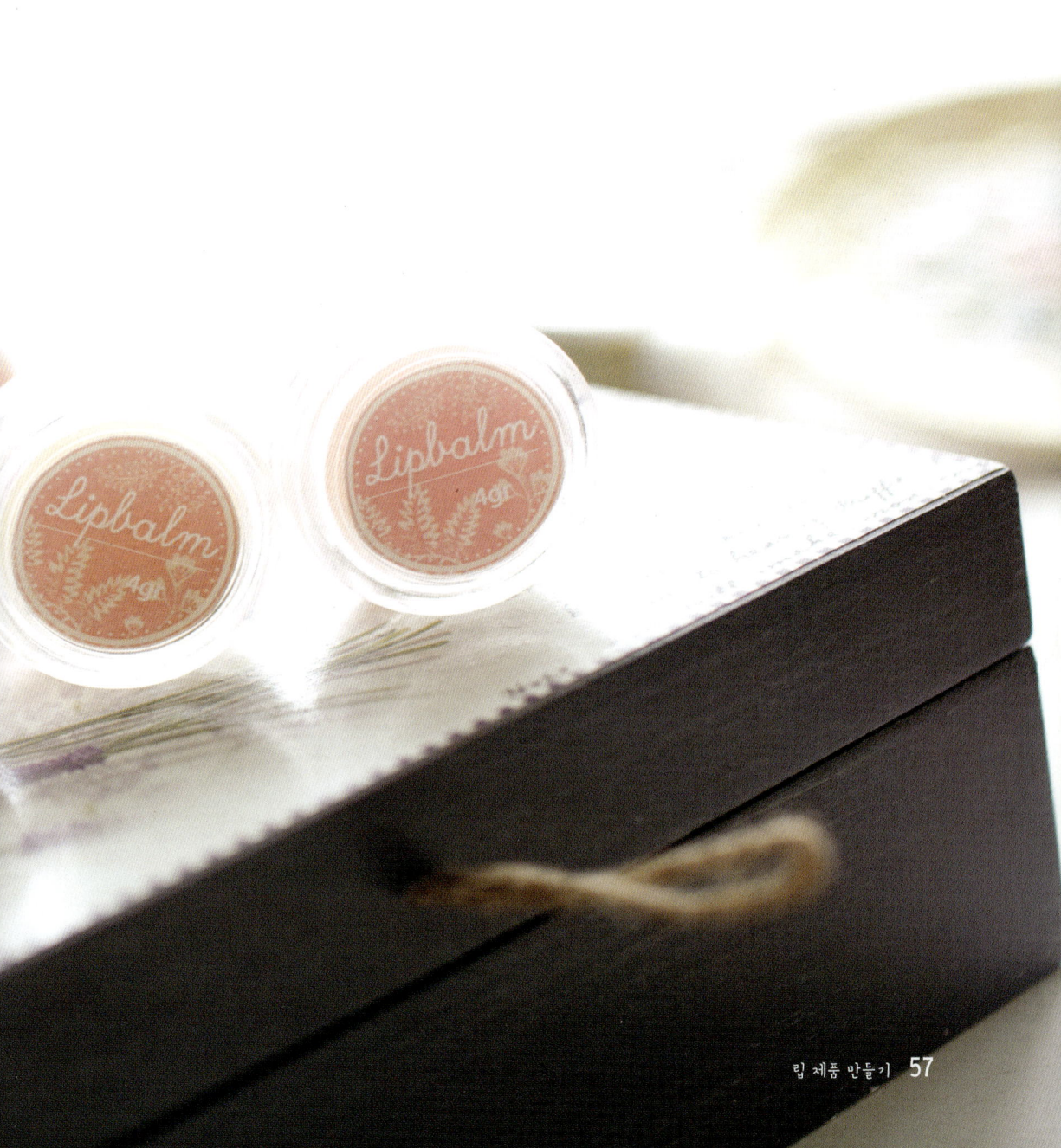

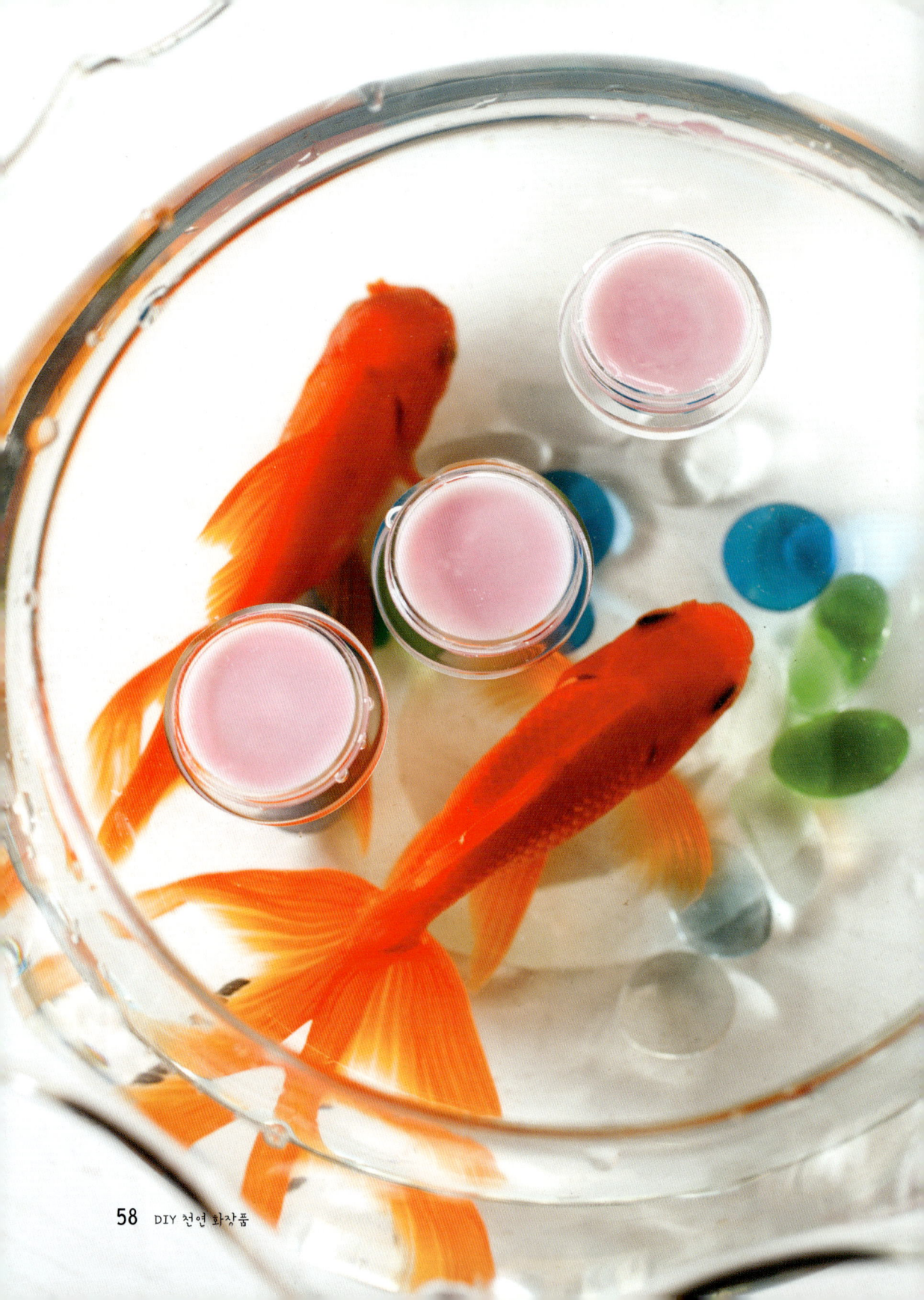

Chapter 2

향수 만들기

SOLID PERFUME, ROLL-ON PERFUME, BODY SPRAY

여러 가지 향수들은 모두 향이 날 수 있게 도와주는 향료와 공기와 접촉하도록 전달자 역할을 하는 향수 베이스를 함유하고 있어요. 액체 향수와 고체 향수는 사용하는 향수 베이스의 특성이 달라요. 특히 핸드메이드 향수는 향료(에센셜 오일 또는 프레그런스 오일) 함유량이 높답니다. 향수 베이스의 향이 가벼울수록 향이 더 강하고 오래 지속되지요.

잘 만든 향수는 3시간에서 12시간까지 향이 지속되기도 해요. 물론 제조 과정에 따라 효과가 달라질 수 있죠. 명심해야 할 사실은 같은 향수라도 사람에 따라 다르게 느껴질 수 있다는 점이에요. 향수는 사람의 몸과 닿는 순간 개인의 온도에 따라 다르게 반응하기 때문이지요.

향을 적절하게 조합하는 기술도 필요해요. 물론 향수 전문가들은 냄새를 맡는 타고난 능력과 감각이 있어야 해요. 훈련을 해서라도 꼭 갖춰야 할 기본입니다. 자, 초보자도 간단히 만들 수 있는 방법을 알려드릴게요. 프레그런스 오일이나 에센셜 오일 중 하나만 있으면 됩니다.

고체 향수 *Solid Perfume*

난이도 : ♥♥♡♡♡
소요시간 : 15 분
수량 : 6개

고체 향수를 문질러 발라 보세요. 마음에 쏙 들걸요? 고체 향수에는 소이빈 왁스가 60~80%에 이를 정도로 비율이 높아요. 소이빈 왁스는 수소화 과정을 거친 콩기름으로 만들어진답니다. 그렇기 때문에 콩기름의 보습 효과를 그대로 갖고 있지요.

립밤처럼 고체 왁스도 방부제가 필요하지 않아요. 완성된 후 약 18개월 정도는 안심하고 쓸 수 있습니다.

* 표준 레시피

재료	비율	추천 비율
소이빈 왁스	70~80%	80%
스위트 아몬드 오일	0~10%	10%
프레그런스 오일 / 에센셜 오일	10~20%	10%

* 추천 레시피

재료	중량 및 개수	비율
소이빈 왁스	24 g	80%
스위트 아몬드 오일	1.5 g	10%
스위트피 프레그런스 오일	1.5 g	10%
펄 핑크 스파클 마이카(파우더 컬러)	1 스푼 또는 0.15ml	
5ml 용기	6 개	

도구와 장비 : 스터링 스푼, 내열유리병 1개, 저울, 전자레인지

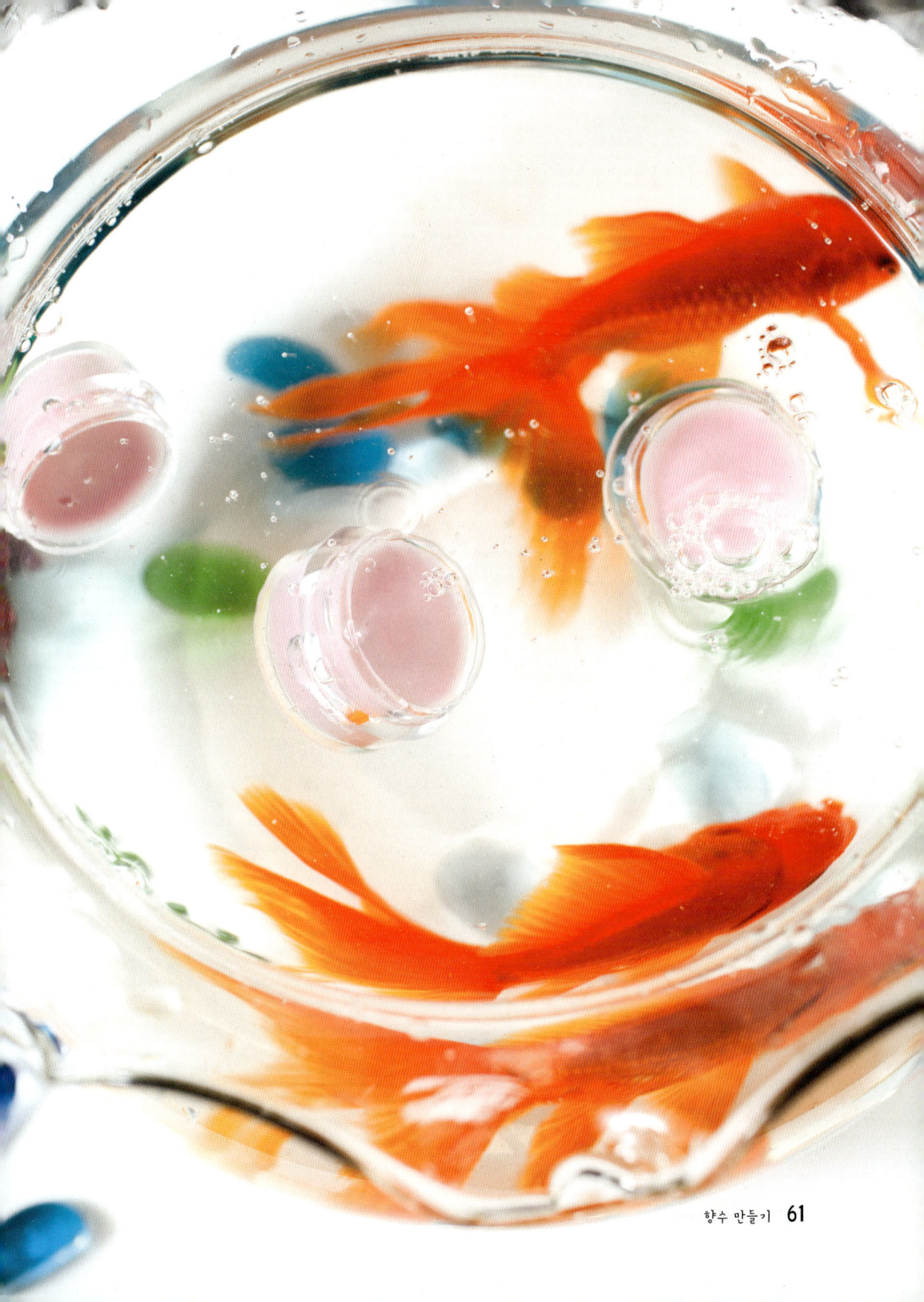

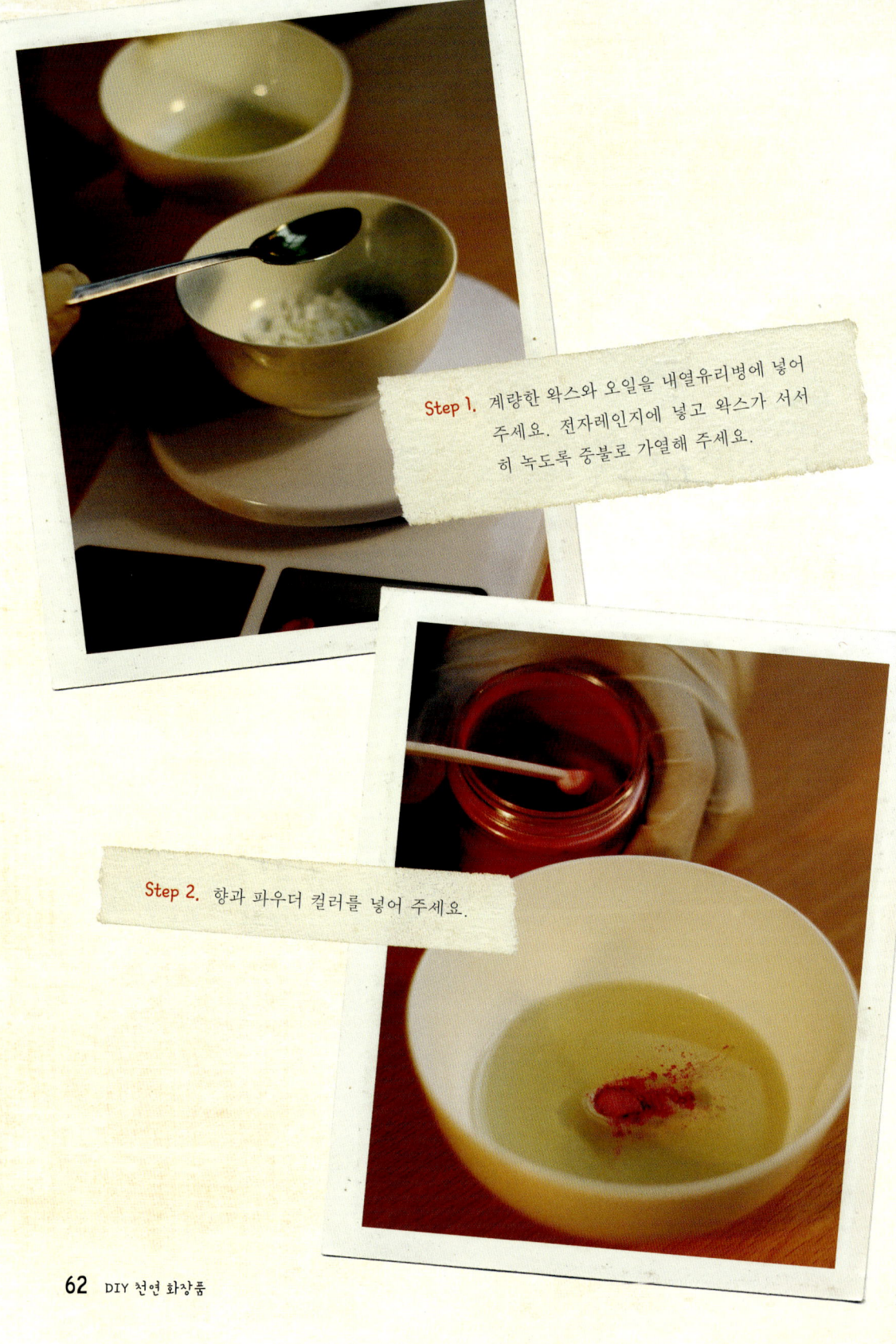

Step 1. 계량한 왁스와 오일을 내열유리병에 넣어 주세요. 전자레인지에 넣고 왁스가 서서히 녹도록 중불로 가열해 주세요.

Step 2. 향과 파우더 컬러를 넣어 주세요.

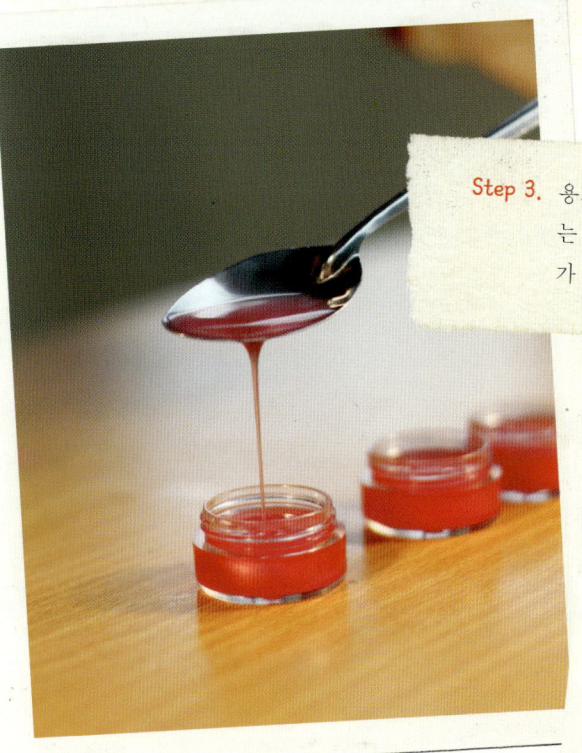

Step 3. 용기에 용액을 넣어 주세요. 소이빈 왁스는 굳을 때까지 시간이 걸리기 때문에 향수가 단단해지려면 약 20분 정도 걸립니다.

고체 향수 완성!

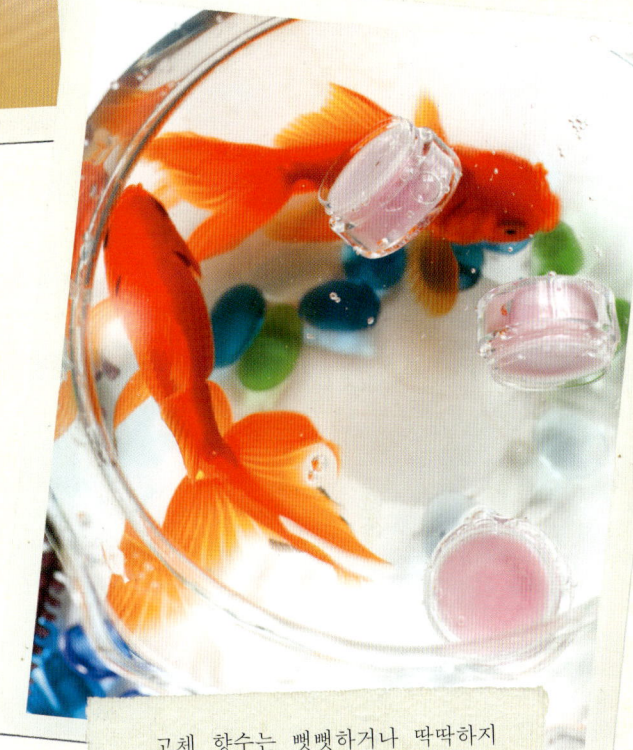

고체 향수는 뻣뻣하거나 딱딱하지 않아요. 손가락으로 손목에 문지르면 손자국이 남아 멋스럽기도 하죠.

주의할 점

왁스와 오일은 다양하게 바꾸어 사용해도 됩니다. 향수의 향을 좋게 만드는 방법을 가르쳐드릴게요. 소이빈 왁스와 아몬드 오일은 최고의 조합이랍니다. 가벼우면서 덜 끈적하기 때문이죠. 아보카도 오일도 괜찮아요. 올리브 오일이나 피마자 오일과 같은 식물성 오일과 무거운 향을 조합할 때는 주의해 주세요. 코코넛 오일은 적합하지 않습니다. 제대로 굳지 않기 때문이죠(38~41페이지에서 다시 한 번 확인!)

뜨거운 오일 속에서 춤추는 스파클 마이카

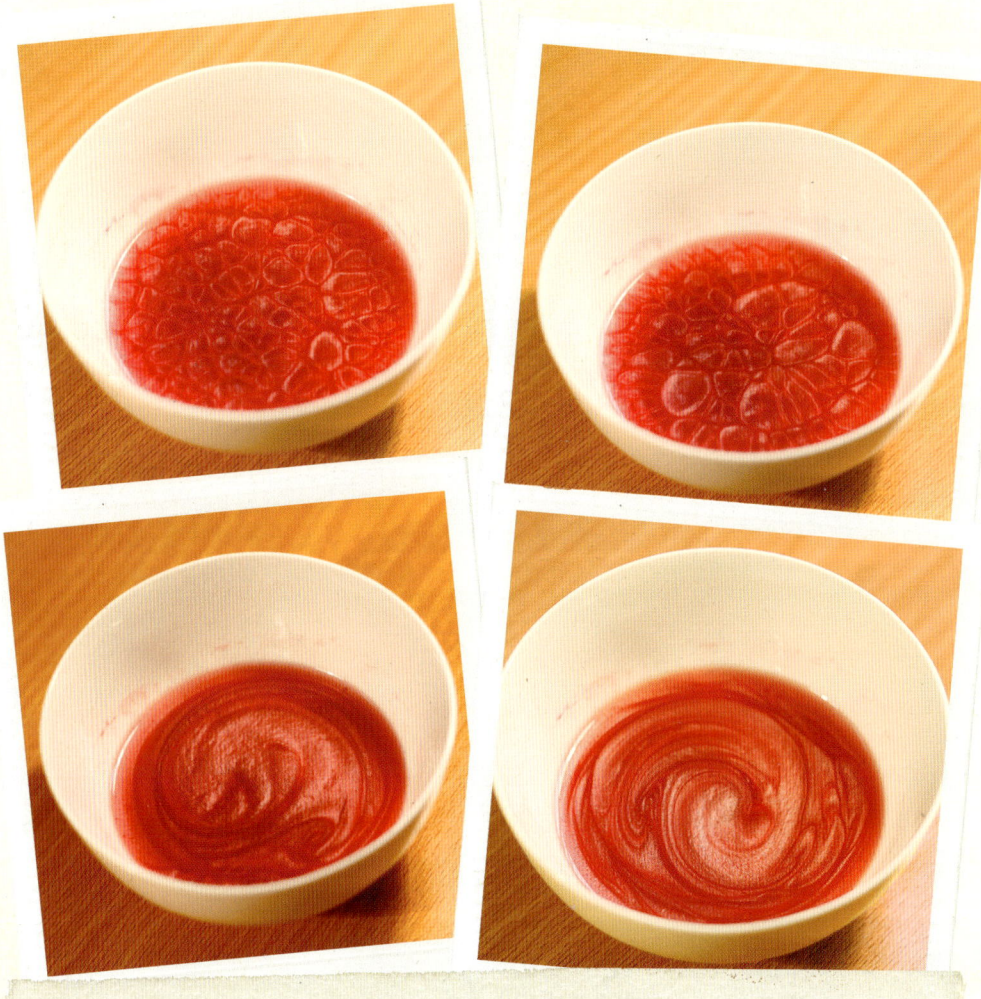

고체 향수(또는 립 컬러)를 마이카 색소와 섞어 만들 때 놓쳐서는 안 될 환상적인 장면이에요. 오일이 뜨거우면 뜨거울수록 마이카의 춤이 더 빨라져요. 마치 세포의 분열 과정과 비슷하죠. 처음에 마이카는 '세포'처럼 보이고 이 '세포'들이 점점 커지면서 새로운 세포로 분리됩니다. 식으면 세포의 크기가 커지고 더욱 천천히 분리되기 시작하죠. 마침내 이젠 끝났다 싶을 정도로 천천히 여유롭게 변할 거예요. 그때가 바로 용기에 부을 시점이랍니다.

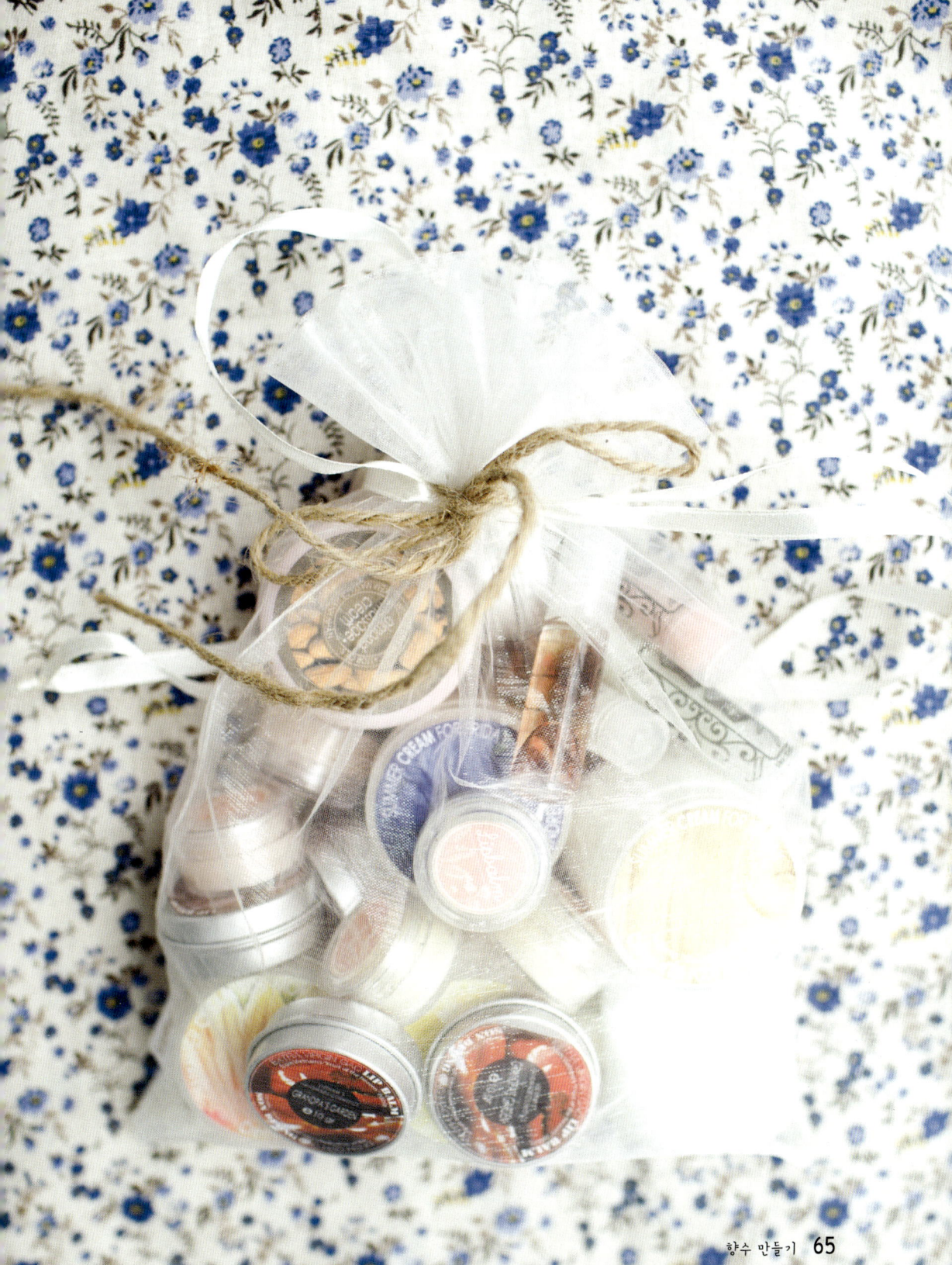

롤온 향수
Roll-on perfume

난이도 : ♥♡♡♡♡
소요시간 : 5분
수량 : 4개

롤링 형태의 롤온 향수는 사용하기 편하고 보관하기도 쉬워서 이미 널리 알려져 있죠. 게다가 만드는 과정도 복잡하지 않아요. 오일이나 향이 있으면 가열 단계를 빼고 아주 좋은 향이 나는 롤온 향수를 만들 수 있답니다. 향이 약 8시간 정도 지속되어 고체 향수보다 훨씬 오래갑니다.

* 표준 레시피

재료	비율
롤온 향수 베이스 / 식물성 오일	90%
프레그런스 오일	10%

* 추천 레시피

재료	중량 및 개수
롤온 향수 베이스	28.5 ml
롤리타 램피카 (향)	1.5 ml
8ml 롤러 용기	4개

도구와 장비 : 스터링 스푼, 유리병 2개, 2ml 계량용기 3개

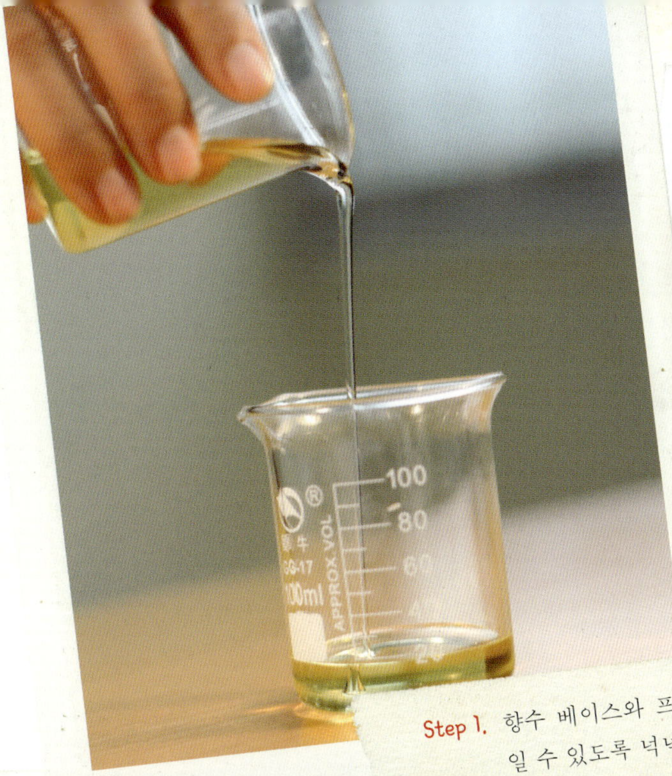

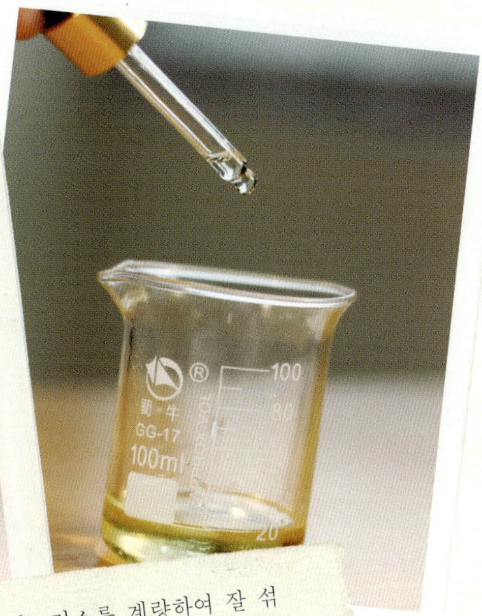

Step 1. 향수 베이스와 프레그런스를 계량하여 잘 섞일 수 있도록 넉넉한 크기의 유리컵에 담는다.

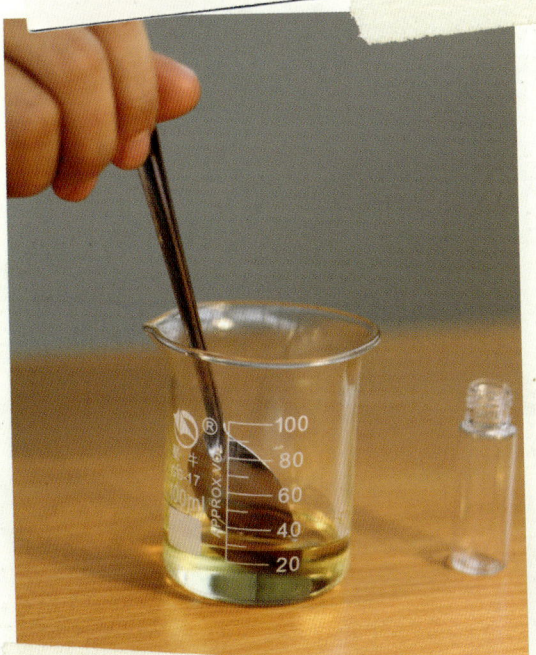

Step 2. 완전히 섞일 때까지 잘 젓는다.

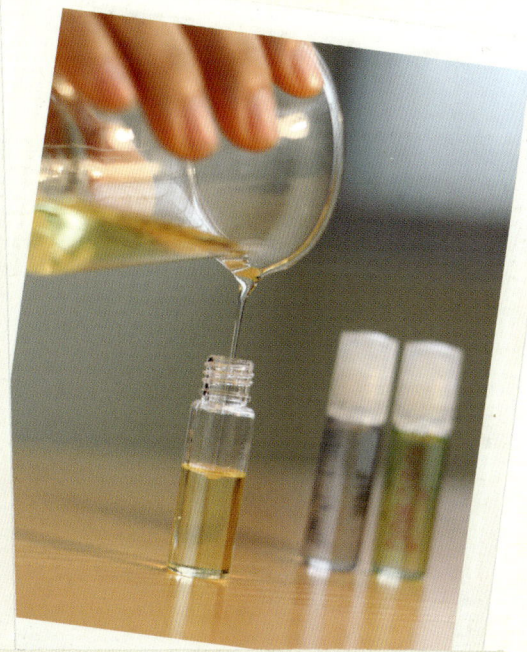

Step 3. 다 섞은 용액을 용기에 넣고 닫는다.

향수 만들기 67

주의할 점

롤온 향수 베이스는 100% 사이클로메티콘(cyclomethicone)이에요. 실리콘에 속하는 성분이라고 할 수 있죠. 이 성분은 화장품을 만들 때 다량으로 사용할 수 있답니다. 향수에 기본적으로 들어가기도 하고, 크림, 로션, 린스(대개 5% 이하)에 첨가물로 넣을 수도 있어요. 번들거리는 느낌이 없기 때문이죠.

스위트 아몬드 오일과 같은 식물성 오일들은 사이클로메티콘과 함께 사용하면 화장품을 훨씬 더 자연스럽게 만들어 준답니다. 대부분의 식물성 오일이 색이 있고 오일 특유의 향이 나는 반면, 사이클로메티콘은 투명하고 향이 없기 때문에 향수 베이스로는 이상적이죠. 만약 천연 롤온 향수를 만들고 싶다면 레시피의 일부 에센셜 오일과 여기에 적합한 식물성 오일을 혼합해 보세요.

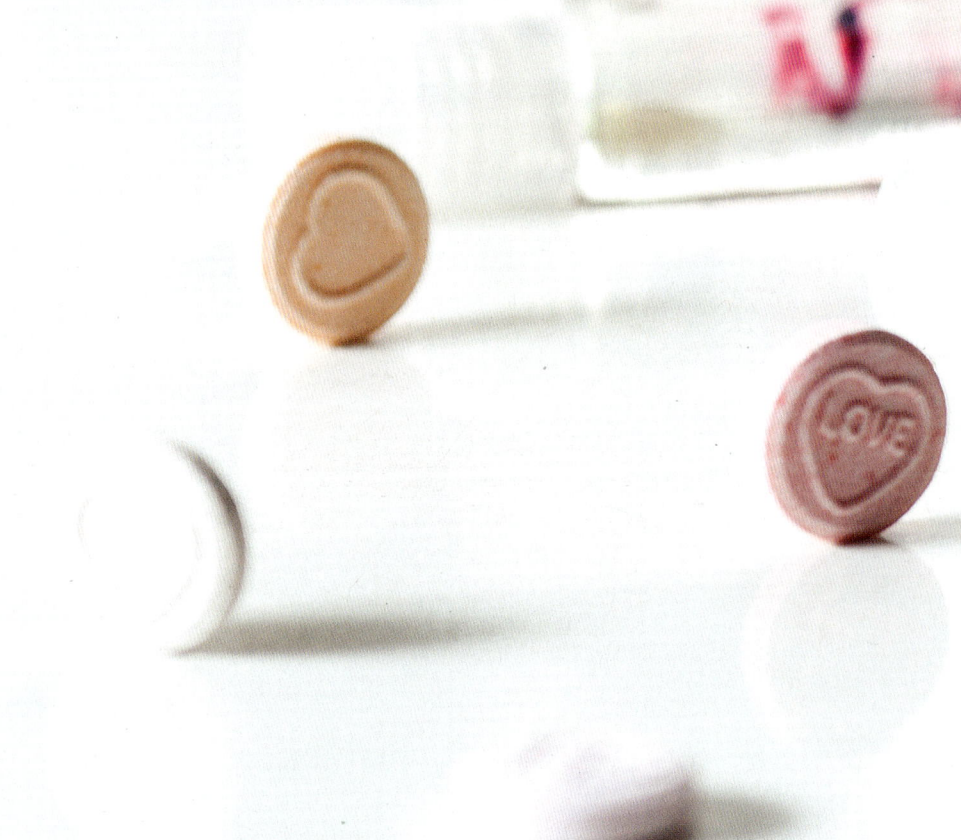

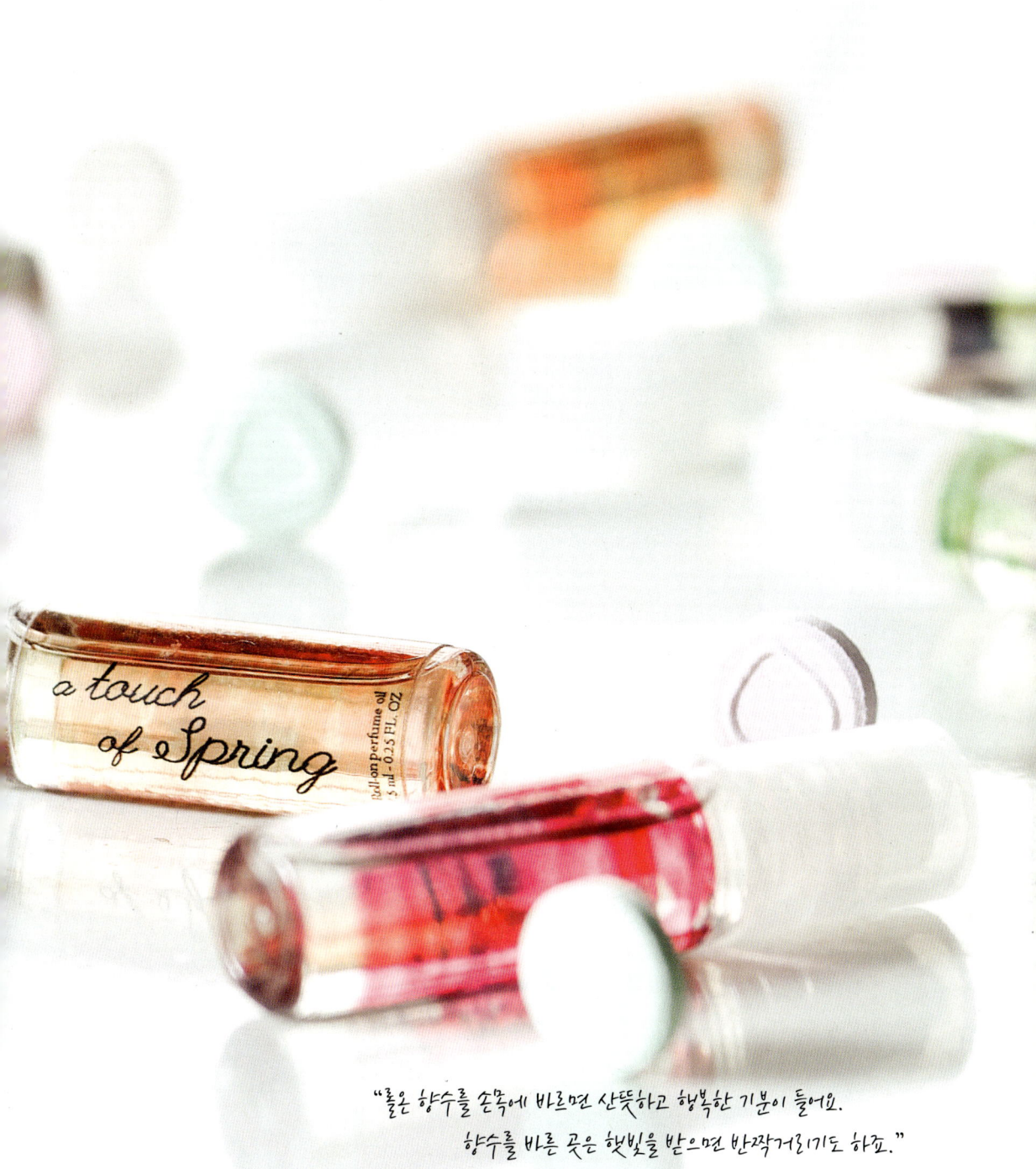

"롤온 향수를 손목에 바르면 산뜻하고 행복한 기분이 들어요.
향수를 바른 곳은 햇빛을 받으면 반짝거리기도 하죠."

보디 스프레이 *Body spray*

난이도 : ❤️❤️🤍🤍🤍
소요시간 : 15분
수량 : 1개

보디 스프레이는 향수 제품군에 속해요. 보디 스프레이에는 다양한 성분이 들어갑니다. 주요 성분은 다음과 같아요.

1. 프레그런스 오일/에센셜 오일: 새로운 향을 첨가하기 위해
2. 물
3. 데오드란트(deodorant) 첨가물: 몸의 나쁜 냄새(암모니아가 주범!)를 없애기 위해

우리 몸은 땀이 났을 때 암모니아를 배출해요. 몸에서 다량의 암모니아가 분비되는 경우, 당연히 나쁜 냄새가 나기 마련이죠. 데오드란트 첨가물은 효소를 함유하고 있는데, 이 효소는 암모니아를 무향의 아미노산으로 바꾸는 역할을 한답니다. 이렇게 좋은 성분이긴 하지만 프레그런스 오일이나 에센셜 오일의 기능을 하지는 못해요.

도움이 되는 성분들은 다음과 같습니다.

1. 유화제: 에센셜 오일·프레그런스 오일과 물을 결합하는 역할을 해요(유화제가 없으면 오일과 물은 분리됩니다). 오일과 물이 잘 섞이지 않으면 폴리솔베이트20을 에센셜 오일, 프레그런스 오일과 함께 사용하면 좋습니다. 폴리솔베이트20을 조금씩 넣되 절대 20% 이상 첨가해서는 안 됩니다.
2. 이소프로필알코올(isopropyl alcohol): 유화제와 결합하면 오일과 물을 완벽하게 섞을 수 있어요. 또한 향도 더 강해지죠.
3. 방부제: 일반적으로 물을 함유한 제품에서 세균과 효모, 곰팡이를 막기 위해 사용합니다. 방부제를 넣지 않았다면 적어도 일주일 안에 화장품을 모두 사용해야 하고 일주일 후부터는 반드시 냉장 보관해야 합니다(습도가 낮다면 화장품을 한 달 정도 냉장 보관하는 것도 가능합니다).

* 표준 레시피

재료	중량 및 개수	비율
물	65 g	65%
이소프로필알코올 90%	30 g	30%
폴리솔베이트20	2 g	2%
티트리 에센셜 오일	1 g	1%
데오드란트 첨가물	2 g	2%
페노닙(방부제)	0.5 g	0.5%
100ml 스프레이 용기	1개	

도구와 장비 : 스터링 스푼, 유리병 2개, 2ml 계량 용기 4개, 저울

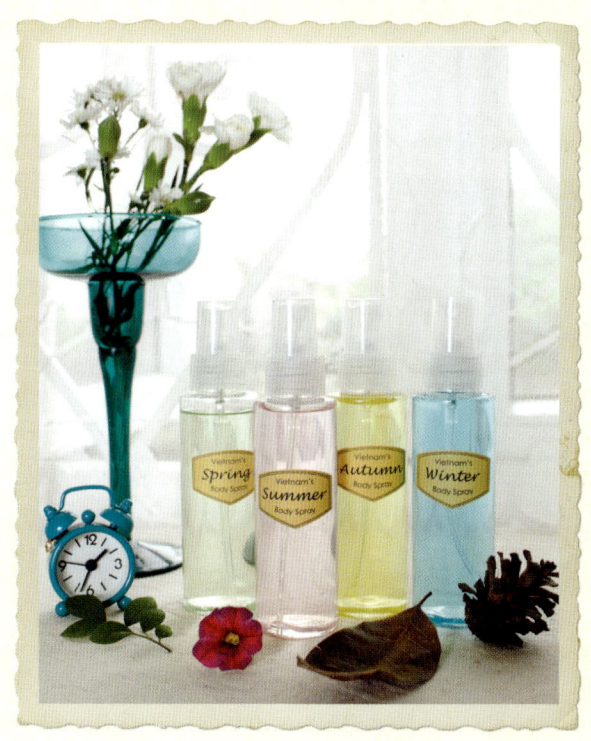

향수 만들기

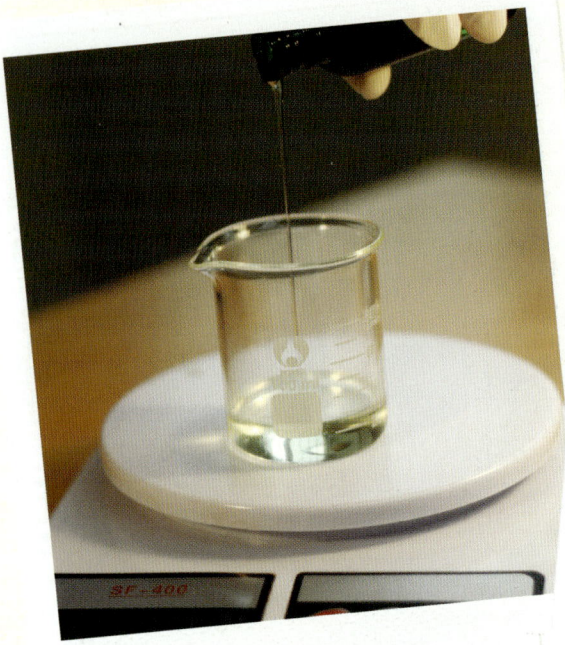
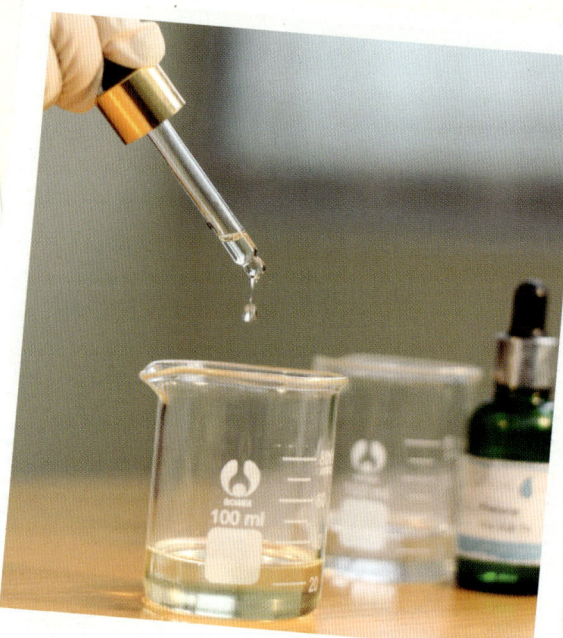
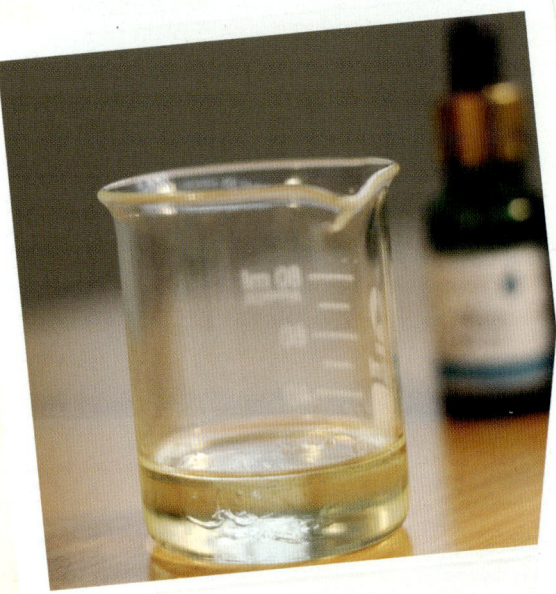
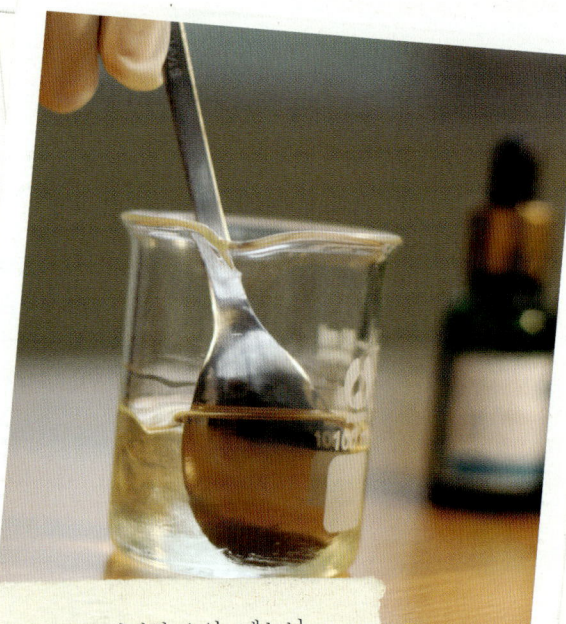

Step 1. 큰 유리볼에 폴리솔베이트20, 에센셜 오일, 페노닙, 데오드란트 첨가물을 넣고 잘 섞어 주세요.

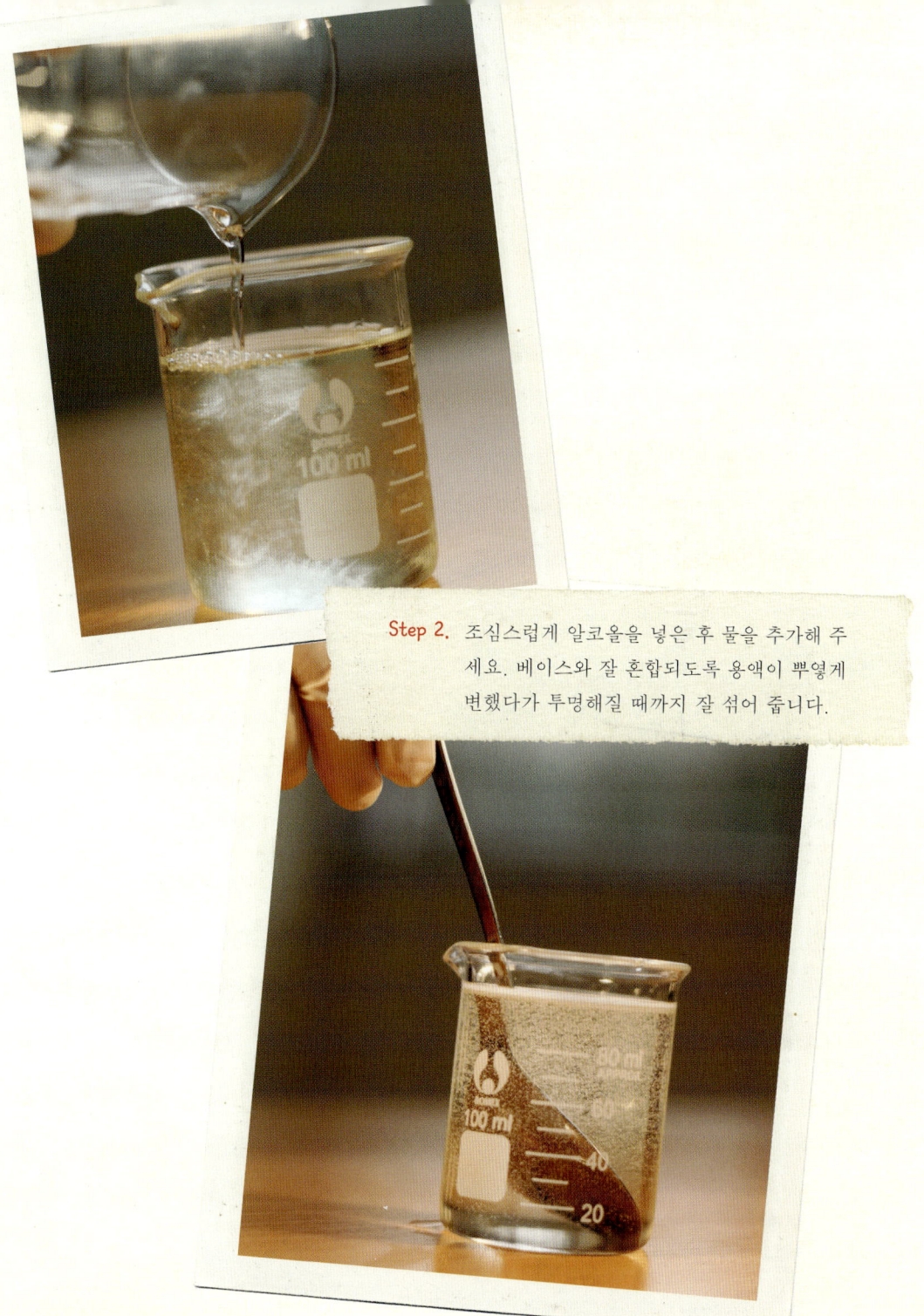

Step 2. 조심스럽게 알코올을 넣은 후 물을 추가해 주세요. 베이스와 잘 혼합되도록 용액이 뿌옇게 변했다가 투명해질 때까지 잘 섞어 줍니다.

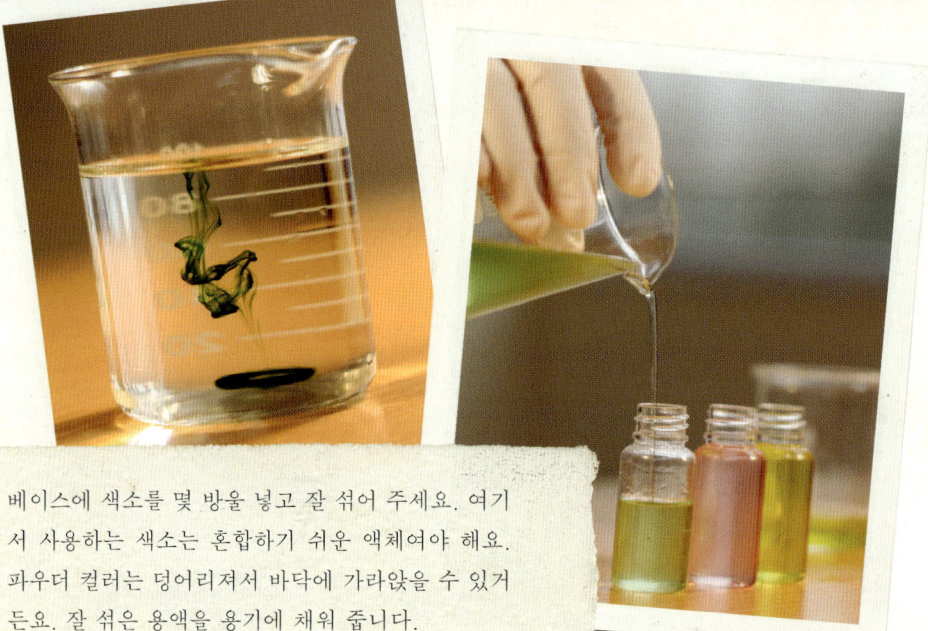

Step 3. 베이스에 색소를 몇 방울 넣고 잘 섞어 주세요. 여기서 사용하는 색소는 혼합하기 쉬운 액체여야 해요. 파우더 컬러는 덩어리져서 바닥에 가라앉을 수 있거든요. 잘 섞은 용액을 용기에 채워 줍니다.

주의할 점

유화제의 양은 어떤 프레그런스 오일을 쓰느냐에 따라 달라져요. 일부 프레그런스 오일은 레시피에 나온 양만 써도 되는 반면, 어떤 오일은 유화제가 더 필요한 경우도 있거든요. 유화제와 프레그런스 오일의 양을 4:1까지 늘려서 투명한 스프레이를 만들 수도 있지만 그 이상은 넘어가지 않도록 하세요. 그래도 뿌옇다면 어두운 곳에 꽉 채운 스프레이를 이틀 정도 두었다가 사용 전에 잘 흔들어 주세요. 물론 어두운 색의 용기에 담으면 안의 분리층을 가릴 수 있겠죠. 하지만 알아두어야 할 점은 오일과 물이 분리된다 해도 절대 나쁜 게 아니라는 사실입니다.

알코올은 세균을 죽이는 데 효과적이죠. 그렇기 때문에 열대지방에서는 화장품에 알코올 40%를 첨가하는 것이 일반적입니다. 알코올을 첨가하면 방부제를 사용하지 않고도 보관이 가능해지니까요. 하지만 레시피에 알코올을 넣으면 건조한 느낌이 들 수 있고 알코올 특유의 향이 난다는 단점이 있어요. 개인적으로는 세균을 없애기 위해 방부제의 역할을 해줄 페노닙(페녹시에탄올의 상품명 중 하나) 0.5%를 넣습니다. 알코올이 들어가는 게 싫다면 알코올을 물로 대체해 주세요. 대신 완성된 화장품은 색깔이 탁하고 물과 오일이 분리되며 흡수가 느릴 수 있습니다.

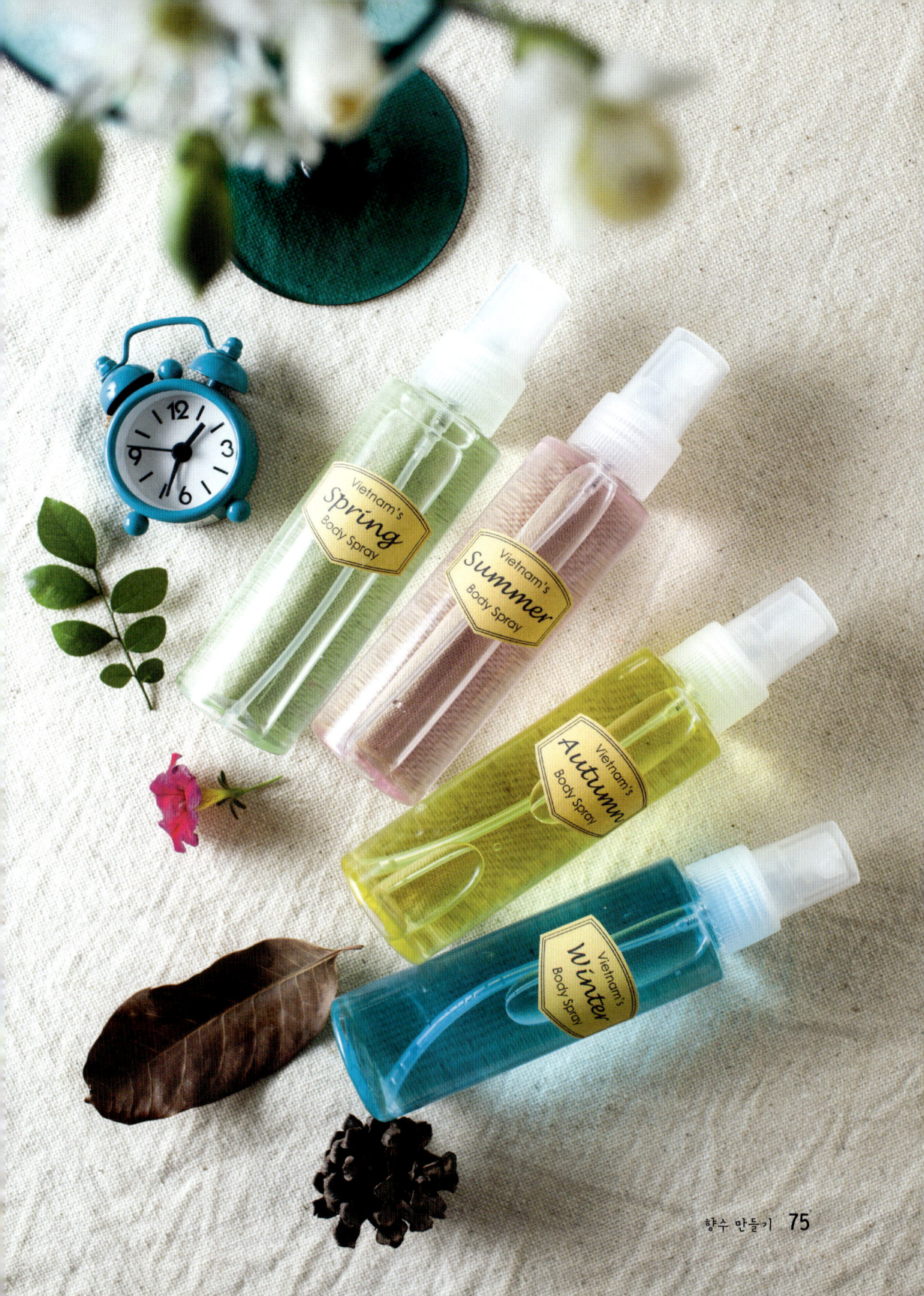

물속으로 색소 방울이 아름답게 퍼지는 모습.

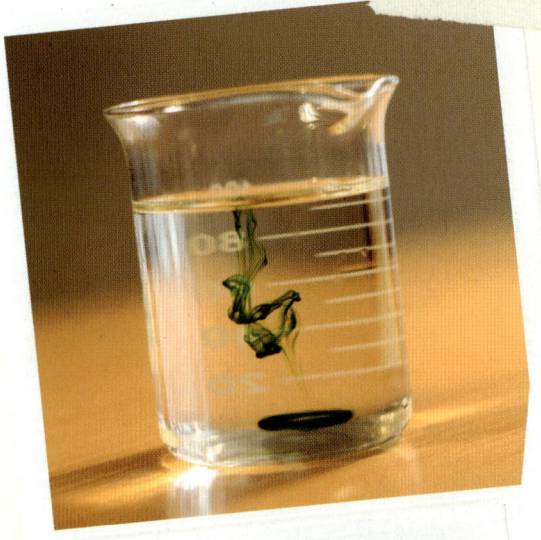
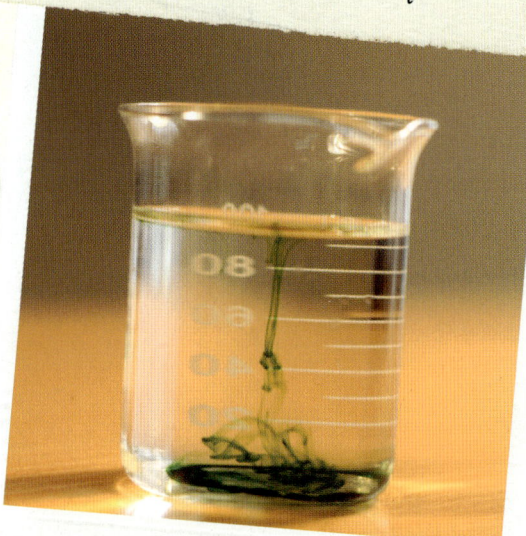
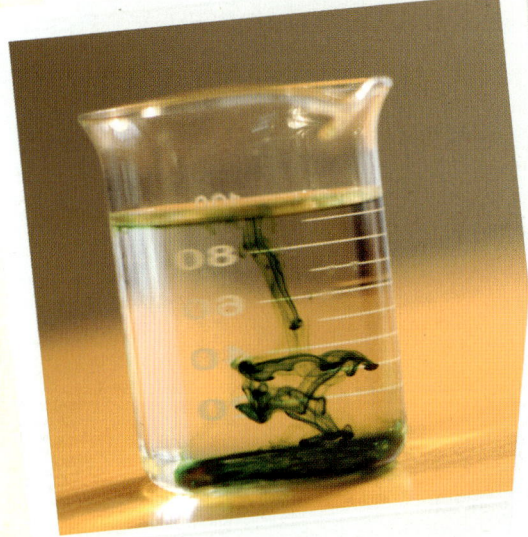
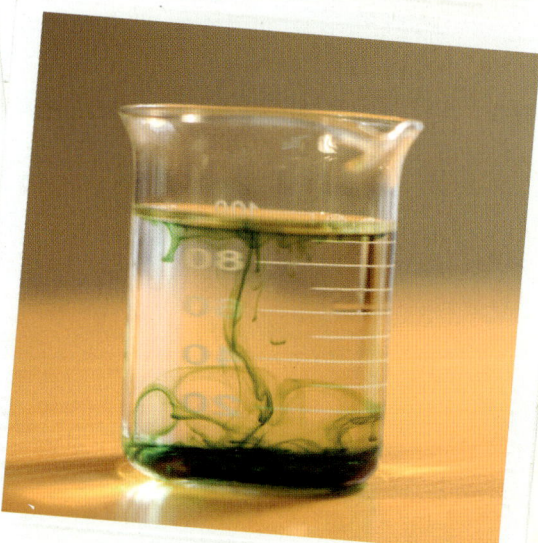

완전히 섞이기 전까지 가만히 색소의 춤을 감상해 보세요.

수분이 포함된 제품의 유통기한

세균, 곰팡이, 효모는 수분이 있는 환경 속에서 성장하죠. 그렇기 때문에 물을 함유하거나 물과 닿는 제품은 미생물의 성장을 방지하기 위해 방부제를 필요로 합니다. 그리고 이런 제품을 사용한다면 반드시 표기된 유통기한을 준수해야 합니다.

시중에 굉장히 다양한 방부제가 나와 있기 때문에 헷갈릴 수도 있어요. 어떤 방부제는 세균, 효모, 곰팡이 모두의 성장을 막고, 다른 방부제는 효모와 곰팡이의 성장만 억제하는 경우도 있거든요. 만약 시간이 지나면서 여러분이 만든 화장품에 곰팡이가 생긴다 해도 방부제 탓은 하지 마세요. 세균만 억제하는 방부제를 사용했을 수도 있으니까요.

일반적으로 용액의 온도가 60도 이하일 때 방부제를 첨가하도록 되어 있어요. 그렇지 않으면 효능이 사라질 수도 있거든요. 그러므로 정해진 사용법을 따르는 것이 가장 좋습니다. 하지만 어떤 상황에서든 방부제를 사용하지 않는 편이 화장품을 훨씬 더 신선하게 만들 수 있다는 사실을 명심하세요.

페노닙은 주성분이 페녹시에탄올이고, 이외에 파라벤도 함유되어 있어요. 정상 피부에는 문제가 없지만, 민감한 피부에는 자극을 줄 수 있지요. 만약 파라벤이 함유된 화장품과 그렇지 않은 화장품을 골라야 한다면, 저는 아마 전자를 선택할 겁니다. 왜냐하면 미생물이 더 큰 문제이기 때문이죠. 페노닙 1%만 넣어도 열대기후에서도 1년까지 수제 화장품을 보관할 수 있어요. 방부제가 레시피 그대로 들어가지는 않는다는 사실도 명심하세요 (계량 방법 페이지 참고). 저라면 수제 화장품을 1년 안에 '사용'한다는 말 대신에 '보관'한다고 하겠어요. 사실 2~3개월 후에는 사용해선 안 되거든요.

대부분의 화장품 제조업자들은 유통기한이나 PAO(Period After Open, 개봉 후 유통기한)를 제품에 명시해 두죠. 유통기한이 둘 다 써 있다면 그중 짧은 쪽으로 생각하면 됩니다. 숫자 뒤에 M이 붙은 '개봉 후' 표시를 찾아보세요(2M, 6M 등). 개봉 후 안전하게 사용할 수 있는 개월 수를 말하는 거랍니다.

유통기한과 PAO를 챙기는 것은 건강을 위해서도 굉장히 중요해요. 그 기간 동안은 여러분이 만든 화장품이 공기와 접촉하고 오염된 손으로 만진 후에도 미생물 없이 안전할 테니까요.

방부제를 사용하지 않기로 결정했다면 화장품은 냉장고에 보관해야 합니다. 그렇다면 안전하게 사용할 수 있는 기간은 어떻게 될까요? 지역의 기온에 따라 다른데 보통은 한 달, 열대지방이라면 일주일 정도가 안전해요. 하지만 두 경우 모두 겉모습만 보고 제품이 멀쩡하다고 생각하면 큰일이에요. 눈에 보이지 않는 세균, 효모, 곰팡이가 있을 수 있거든요.

연습하기: 향수를 만들려면 '코'를 훈련하세요!

첫 번째 연습 : 일상에서 냄새를 맡아 보기

계절마다 나는 냄새는 달라요. 추억도 제각각 다른 향이 나죠. 여러분의 여름 냄새는 어떤가요? 겨울은요? 비오는 날에는요? 1년 내내 항상 나는 냄새가 있나요? 아니면 특별한 날에 나는 냄새가 따로 있나요?

오렌지, 장미, 생강, 수박, 자몽, 레몬, 커피, 민트, 녹차, 라벤더, 데이지, 연꽃, 샴페인, 시나몬, 쌀

이 향들을 각기 다른 계절이나 특정한 날에 맡으며 실험해 보세요. 그리고 그때 느꼈던 향을 기록해 보세요.

두 번째 연습 : 일상에서 향수로

우리는 상대방의 눈을 보고 그 사람의 이미지를 떠올리죠. 그렇다면 특정한 냄새는 어떨까요? 찾을 수 있는, 느낄 수 있는 냄새를 말로 표현해 보세요.

온순한 소녀, 버릇없는 여자
의사선생님
책벌레
향수를 불러일으키는 노인

세 번째 연습: 나에게만 나는 특별한 냄새는 무엇일까요?

가만히 앉아 나의 성격에 대해 생각해 보세요. 그리고 그 성격과 딱 맞아떨어지는 자연의 냄새를 연결해 보세요. 예를 들어 당신이 조금 까다롭긴 해도 착한 성격이라면 레몬과 비슷하겠네요! 만약 예리하고 강한 편이라면 칠리 같은 사람일 수도 있고요. 사람들을 웃게 만든다면 사과나 토마토가 제격이겠네요. 조금 시끄럽고 말이 많지만 최신 유행을 따르는 사람이라면 민트가 맞겠어요.

자, 흥미로운 목록을 만들어 보았으니 이제 나의 성격과 가장 가까운 것부터 가장 연관성이 적다고 생각하는 순으로 나열해 보세요.

사람들이 보는 당신의 성격은 어떤가요? 성격에 맞는 과일, 채소 등을 적어 보세요. 그리고 향수 레시피를 만들 때 무엇을 더 많이 넣어야 할지도 생각해 보세요. 하지만 처음에는 실험용으로 만들어 보길 바랍니다. 어쩌면 향기가 이상할 수도 있거든요.

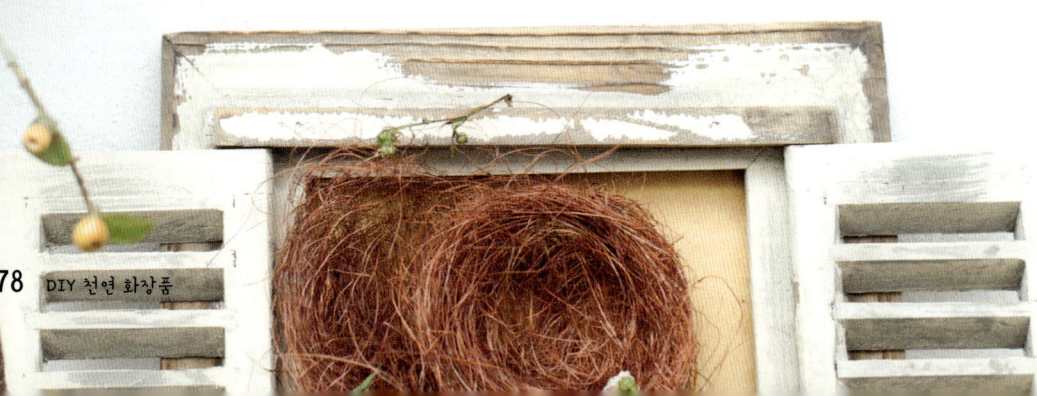

흔히 겪는 기술적인 문제점

고체 향수나 립 컬러를 만들 때 흔히들 겪는 실수가 있죠. 자주 일어나는 실수 중 몇 가지는 1장에 자세히 나와 있으니 다시 한 번 꼼꼼히 읽어 보세요. 고체 향수가 지나치게 단단한 경우, 엉기는 경우, 표면이 거친 경우 등에 대해 나와 있답니다.

증상	원인	해결책
향이 너무 빨리 날아가 버려요.	당신이 고른 향이 문제네요! 3가지 노트 중에 탑노트가 다른 노트들보다 빨리 증발해요. 만약 너무 적게 넣었다면 3가지 노트 모두 빨리 날아가 버린답니다.	먼저 적은 양의 향수를 만들어 효과를 실험해 보세요. 더 강한 향을 내고 싶으면 새로 만들 때마다 조금씩 향수를 더 넣어 보며 알아 나가는 거죠.
	용액이 고온이면 향이 약해진답니다.	과하게 뜨거운 용액에 에센셜 오일을 첨가해서 향을 증발시켰거나 향을 첨가한 후에 용액을 가열한 경우예요. 60도 정도가 가장 적합한 온도랍니다!
	고체 향수를 만들 때 왁스를 과하게 넣은 건 아닌지 생각해 보세요.	레시피에 나온 정량보다 왁스를 더 많이 넣으면 향의 효과가 제한됩니다. 다음번에는 식물성 오일을 더 넣고, 왁스의 사용을 줄이는 게 어떨까요?
향이 너무 강해요.	천연 아로마는 향이 특히 강해요. 따라서 과하게 사용하면 안 됩니다!	안전성을 높이며 내구성을 탄탄하게 하려면 정확한 비율을 정하고, 그 향의 유독성도 파악하고 있어야 해요. 의심이 들면 초반에는 적게 쓰고 원하는 향이 나올 때까지 조금씩 더 추가하면 됩니다. 실수로 과하게 넣었을 경우 다른 재료들의 양도 같이 늘려 주세요.
	알코올은 향이 과하게 나는 걸 막아 줘요.	향이 강하게 나거나 두통을 유발할 수도 있기 때문에 알코올 함유량은 정해진 양을 벗어나지 않아야 해요.

아로마 만들기

향수의 심장이라고 할 수 있는 아로마는 조향사(여러 가지 성분을 조합하는 향 전문가)가 디자인합니다. 물론 누구나 다양한 성분을 조합할 수 있긴 하지만 검증된 후각과 기술이 있는 사람만이 향으로 상업적인 성공을 이룰 수 있죠. 이런 능력을 찾기란 참 어려워요. 훌륭한 화가나 요리사, 피아니스트 등 정말 많은 능력자들이 있지만 뛰어난 조향사는 많지 않거든요. 어떤 사람들은 이렇게 말하기도 해요. 우리는 눈과 귀와 손이 2개씩 있지만 숨을 쉬고 냄새를 맡는 코는 오직 하나뿐이어서 후각이 발달할 수 없다고 말이죠. 수십 년이 지난 후에도 향수 제조는 우리에게 도전 분야로 남아 있을 거예요.

조향사는 축적된 지식과 기온 조건을 토대로 직접 향수를 만드는데, 대부분 에센셜 오일을 이용하여 향을 조합해요. 에센셜 오일을 애용하는 이유는 향이 자연스럽기 때문이죠. 추출한 식물의 향에 가까우니까요. 향수를 조금 더 이상적인 완성품으로 만들어 준다고나 할까요? 향수를 만들 때 에센셜 오일을 사용할 경우, 가장 먼저 생각해야 할 점은 에센셜 오일의 분류예요. 어떻게 분류하냐고요?

탑노트, 미들노트, 베이스노트

향을 분류할 때 노트라는 음악 용어를 쓴다는 사실을 발견했을 거예요. 향수의 탑노트는 일반적으로 모든 노트 중 가장 가벼운 향을 말해요. 향수를 뿌렸을 때 가장 먼저 맡을 수 있고 그만큼 빨리 사라지는 향이죠. 대부분의 탑노트는 감귤류(레몬, 오렌지), 과일, 꽃, 허브가 포함되어 있답니다. 미들노트는 탑노트가 사라졌을 때 반짝하고 나는 향이에요. 대개 달콤하고 부드러운 향이죠. 탑노트보다는 오래 지속됩니다. 대부분 꽃이나 나무에서 추출한 향이에요. 베이스노트는 나무나 호박석에서 추출한 향으로 깊고 풍부하며 가장 오랫동안 남는 향이에요.

3가지의 향이 적절하게 섞여서 한번 뿌리면 잊을 수 없을 정도로 기분 좋은 향을 풍기는 거죠. 다음번엔 향수를 고를 때 탑노트가 주는 첫인상만으로 판단하지 마세요. 결정하기 전에 미들노트와 베이스노트의 향도 느껴 보세요.

에센셜 오일은 향기 외에도 감각에 있어서 1차적인 효과를 주는 재료로 분류할 수 있습니다. 비슷한 특성을 가진 향은 반드시 함께 쓰고 반대의 특성을 가진 향과 조합하지 않는 것이 좋죠. 예를 들어 일랑일랑의 향을 로맨틱하고 다정한 느낌으로 묘사한다면 신중하고 따뜻한 느낌의 백단유와 이상적으로 어울린다는 말이에요. 일랑일랑을 거친 민트향과 조합하는 경우는 거의 없답니다.

그렇다고 오해하지는 마세요. 향수라는 예술을 만드는 데 있어서 한계는 없는 법이니까요. 다만 이 향이 바로 '나' 라고 말할 수 있을 만한 완벽한 향을 조합하기 위해서 여러 가지 조언을 해드리는 것뿐이에요. 우선 코에서부터 시작해 보세요. 좋아하는 향을 골라서 각각의 향마다 코가 어떻게 반응하는지를 적으세요(따뜻한, 상쾌한, 안정된, 활기찬, 얌전한, 강한, 적절한 등 형용사로 표현해 보고 이유도 써주세요). 새로운 조합을 만들기 위해 상상력을 총동원해 보세요. 캐리어 오일이나 알코올은 넣지 말고 작은 용기에 향을 이리저리 조합하면서 실험해 보세요. 그리고 시간에 따라 향이 어떻게 다르게 느껴지는지 메모하세요. 2시간이 지난 후는 어떤지, 하루가 지나고, 일주일이 지나고, 한 달이 지나서 나는 향은 어떤지 등 기본 레시피를 수정할 때마다 실험해 보세요. 다양한 향을 실험하면서 점점 편안해지기 시작하면 좋아할 만한 향수를 얻을 때까지 더 많은 향을 조합할 힘이 난답니다.

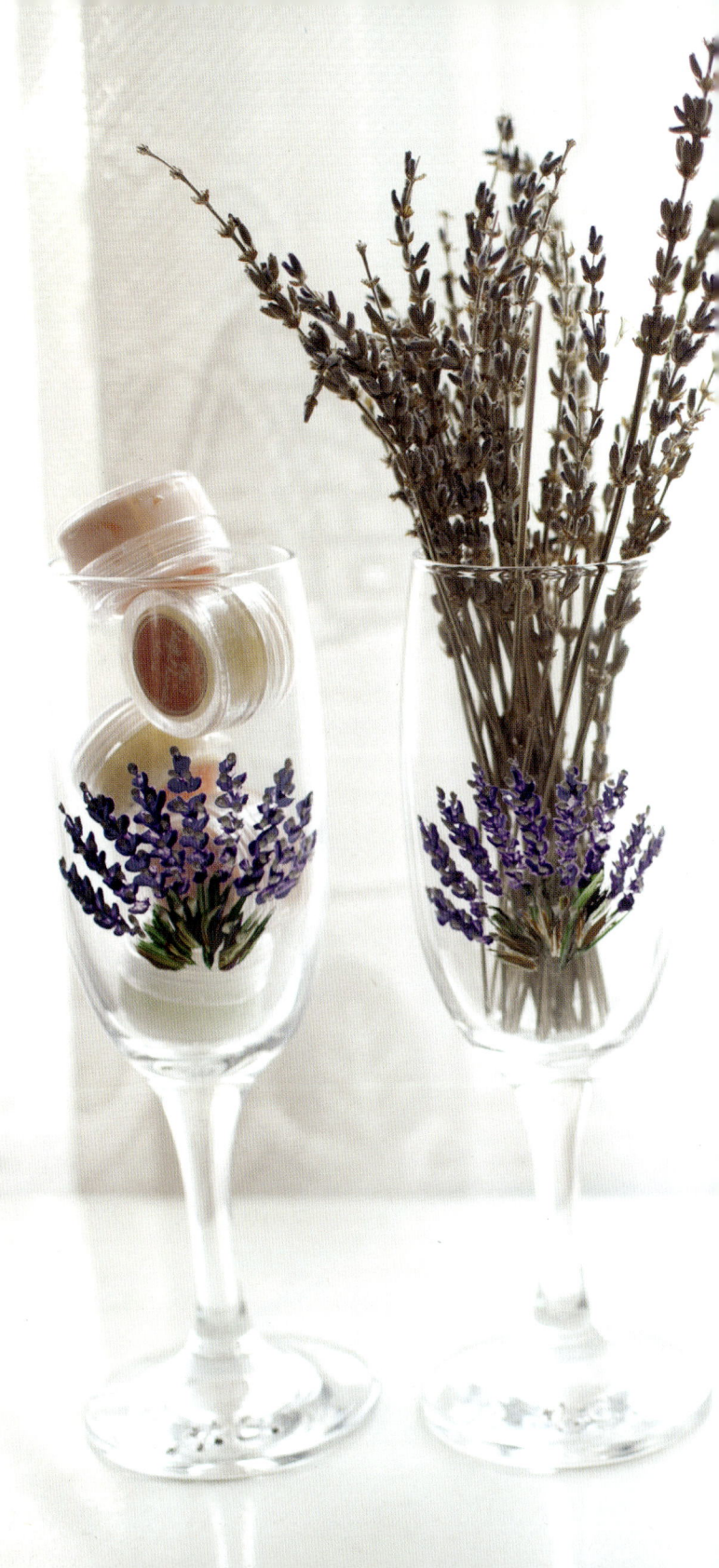

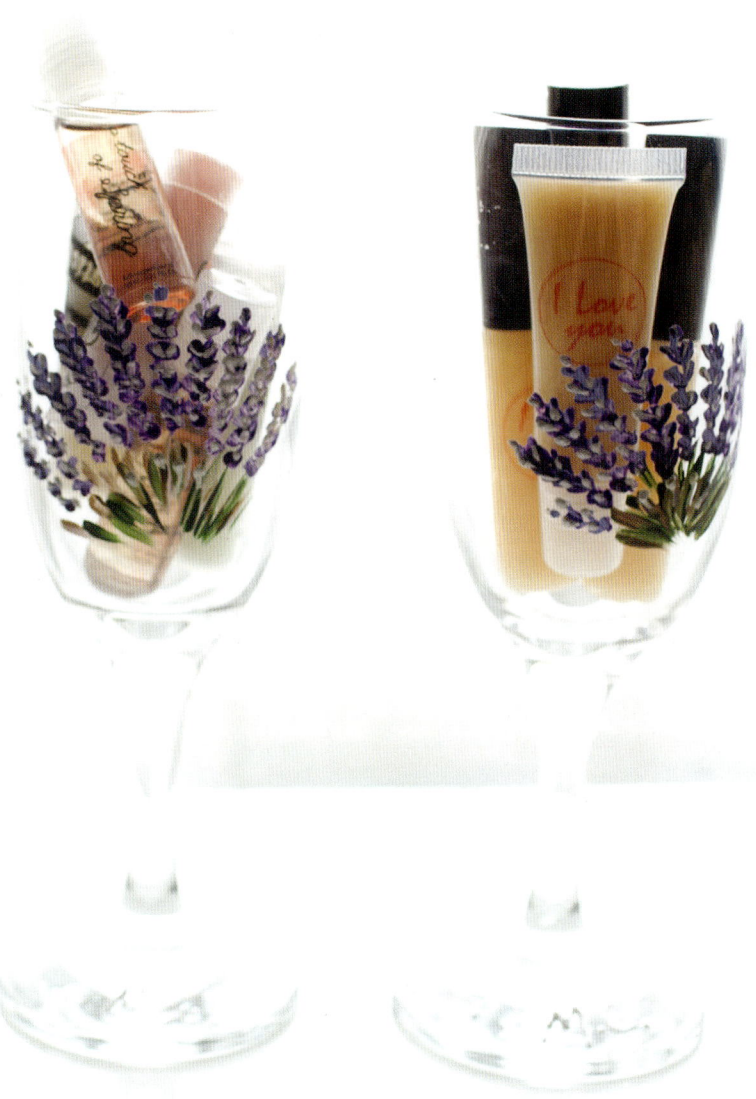

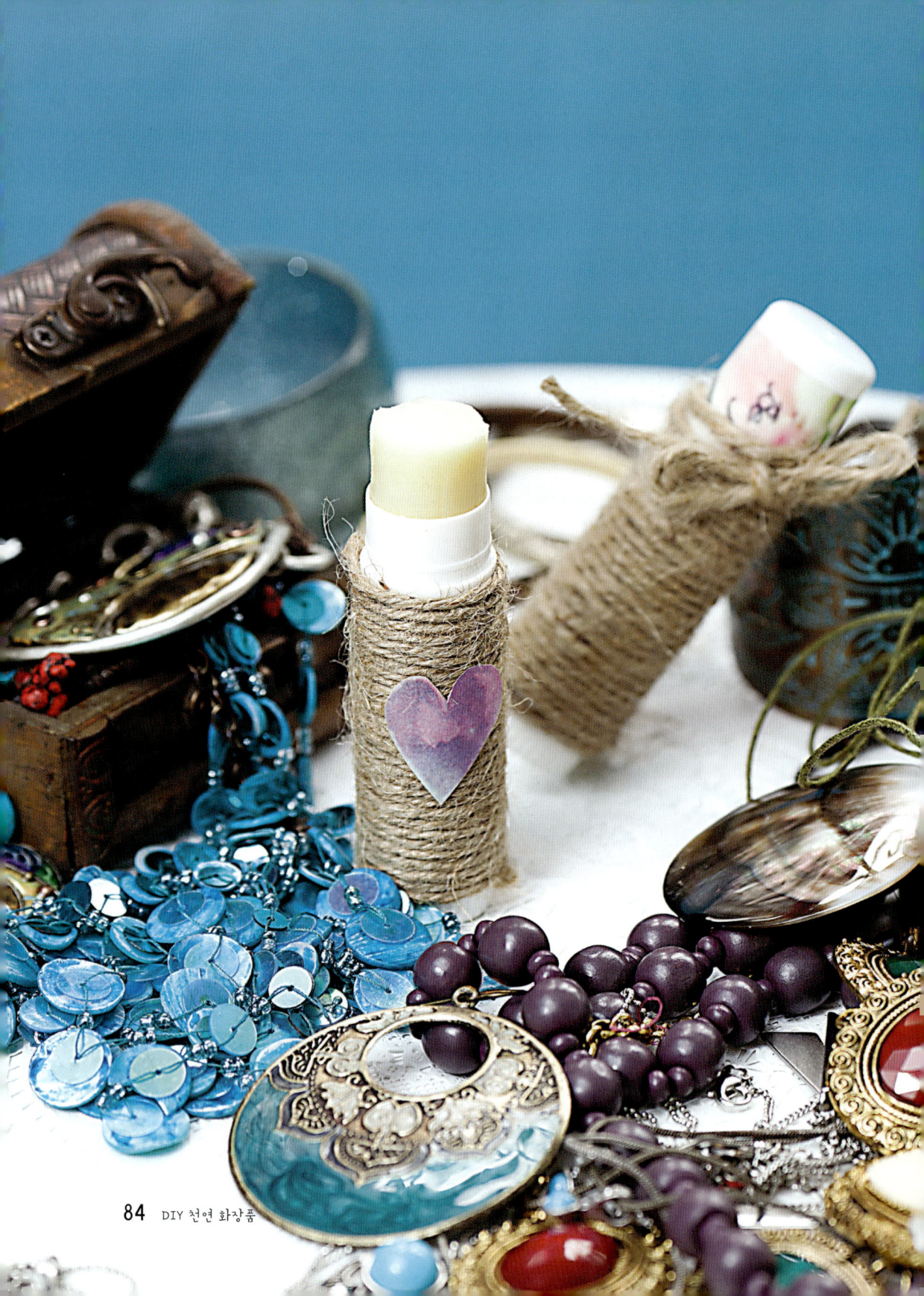

Chapter 3

탄산수소나트륨을 이용한 제품

DEODORANT AND TOOTHPASTE

　베이킹 소다라고도 불리는 탄산수소나트륨은 우리에게 익숙한 베이킹 파우더에 속해요. 베이킹 소다는 냄새를 중화하거나 제거하는 능력 때문에 클렌징 화장품을 만들 때 적합하지요! 집에서 데오드란트나 치약을 만들 때 베이킹 소다의 좋은 점을 톡톡히 누릴 수 있답니다.

데오드란트 *Deodorant*

최근 땀 억제제와 데오드란트에 함유된 알루미늄염이 유방암을 유발할 수도 있다는 주장이 나왔어요. 실제로 알루미늄염(알루미늄클로로하이드레이트, 알루미늄지르코늄 등)은 유방암과 관련 있다고 알려져 있죠. 성별에 무관하게 발생하지만, 겨드랑이 털을 자주 제모하거나 왁싱하는 여성들에게 훨씬 취약합니다. 몸으로 알루미늄염이 침투할 수 있는 길을 만들어 주고 있으니까요.

직접 만들어 쓰는 데오드란트는 입술에 발라도 안전한 성분으로만 만들 수 있어요. 나만의 데오드란트를 만들어서 유방암으로부터 거리를 두자고요.

* 레시피

재료	중량 및 개수	비율
옥수수 전분	9.6 g	24%
탄산수소나트륨	12 g	30%
팜 오일	2.4 g	6%
호호바 오일	8 g	20%
밀랍	6.4 g	16%
카렌듈라 추출물	0.4 g	1%
티트리 에센셜 오일	0.2 g	0.5%
데오드란트 첨가물	1 g	2.5%
페노닙(방부제)	0.25 g	0.5%
20g 푸시업 스틱 용기	2 개	

도구와 장비 : 스터링 스푼, 내열유리그릇 1개, 저울, 전자레인지

난이도 : ♥♥♥♡♡
소요시간 : 20 분
수량 : 2개

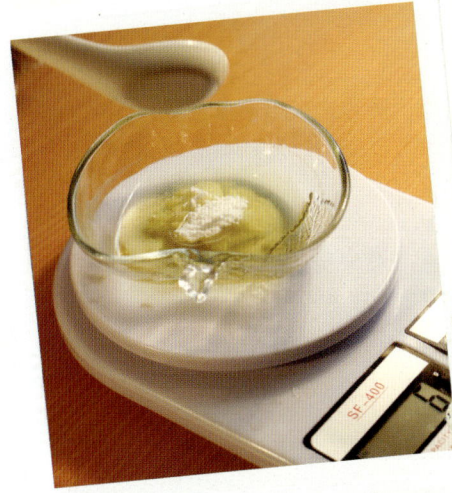

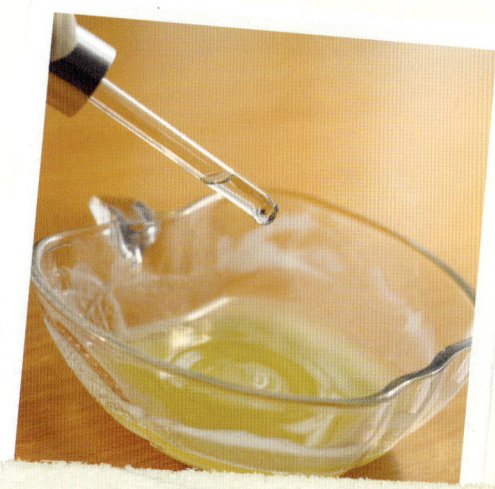

Step 1. 밀랍, 옥수수 전분, 캐리어 오일을 계량한 후 유리그릇에 넣고 녹을 때까지 가열합니다. 녹은 용액을 60도로 식힌 후 나머지 재료를 넣어 주세요.

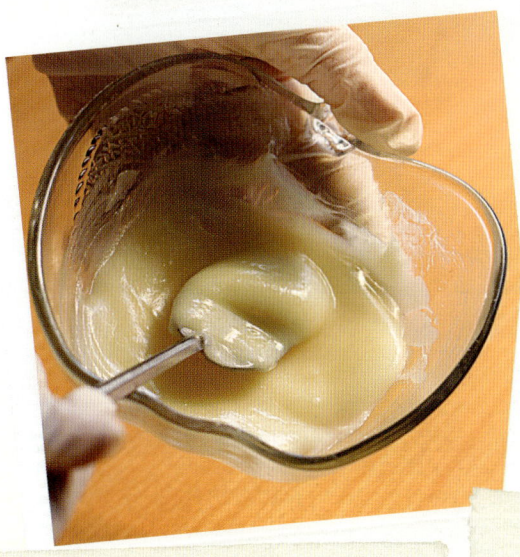

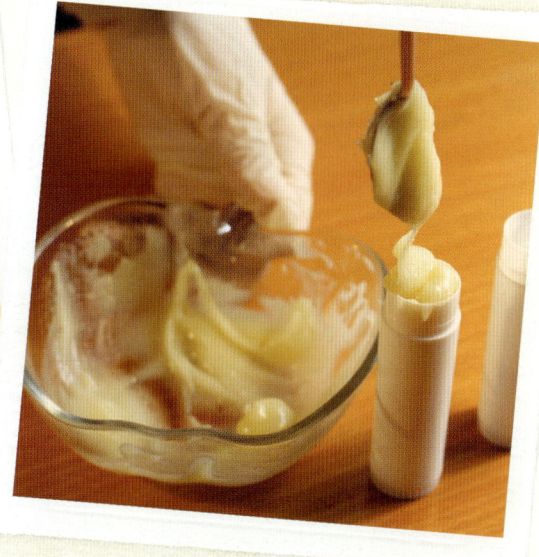

Step 2. 스터링 스푼으로 잘 섞어서 버터 같이 약간 굳혀 주세요.

Step 3. 스푼으로(오목한 스푼이 좋겠죠?) 덜어서 푸시업 스틱을 채워 주세요. 용기 위에서부터 꾹꾹 눌러 담아 용기가 꽉 찰 때까지 반복해 주세요.

주의할 점

데오드란트 레시피에 등장하는 옥수수 전분은 땀을 흡수하고 겨드랑이 피부를 말리는 데 도움이 되는 재료예요. 하지만 완성품에 뻣뻣하다는 느낌이 들 수 있어요. 원하면 레시피에서 옥수수 전분은 빼도 됩니다.

탄산수소나트륨은 종종 피부에 염증을 일으키는 요인으로 손꼽히고 있어요. 만약 그런 일이 일어난다면 양을 줄여 보세요. 아니면 아예 빼고 데오드란트 첨가물만 넣고 마법을 부려 볼 수도 있죠.

우리 몸은 호호바 오일을 피지(피부에 자연적으로 생기는 기름)로 받아들여요. 그렇기 때문에 호호바 오일을 바르면 피부가 피지 분비를 늦춘답니다. 호호바 오일은 건조하며 거의 무향에 가까워요. 따라서 겨드랑이에 쓰기 매우 적합한 성분이죠.

팜 오일은 식물성 오일 중에서 독특한 편에 속해요. 상온에 두면 쪼개지죠(반은 고체, 반은 액체 상태로). 팜 오일은 단단하고 고정된 데오드란트를 만드는 데 도움이 됩니다.

비록 우리가 알려 주는 데오드란트 레시피에는 물이 들어 있지 않지만, 겨드랑이에 땀이 나면 데오드란트가 오염될 수 있죠. 이를 방지하기 위해 페노닙을 0.5% 사용할 수도 있어요. 그러면 사용기한이 6개월로 늘어나고, 냉장 보관을 하지 않은 경우에는 개봉 후 2개월까지 쓸 수 있어요.

카렌듈라 추출물의 좋은 점을 뽑아 쓸 수도 있어요. 머리색을 밝게 해주고 피부를 부드럽게 하는 데 좋기 때문이에요. 티트리 에센셜 오일은 항균 작용을 하고 몸에 시원한 향을 입혀 주죠. 그리고 레시피에 나오지 않은 몇 가지 흥미로운 성분들이 있어요. 비타민 K는 겨드랑이 털을 뽑아서 생긴 거뭇거뭇한 부분을 완화시키는 데 도움을 줍니다. 비타민 B_3와 감초뿌리 추출물은 피부를 밝게 해주는 기능이 있어요. 이렇듯 좋은 효과가 있는 성분들이 주변에 많이 있지만, 피부에 과하거나 나쁜 반응이 일어나지 않도록 가짓수를 제한하여 써야 합니다.

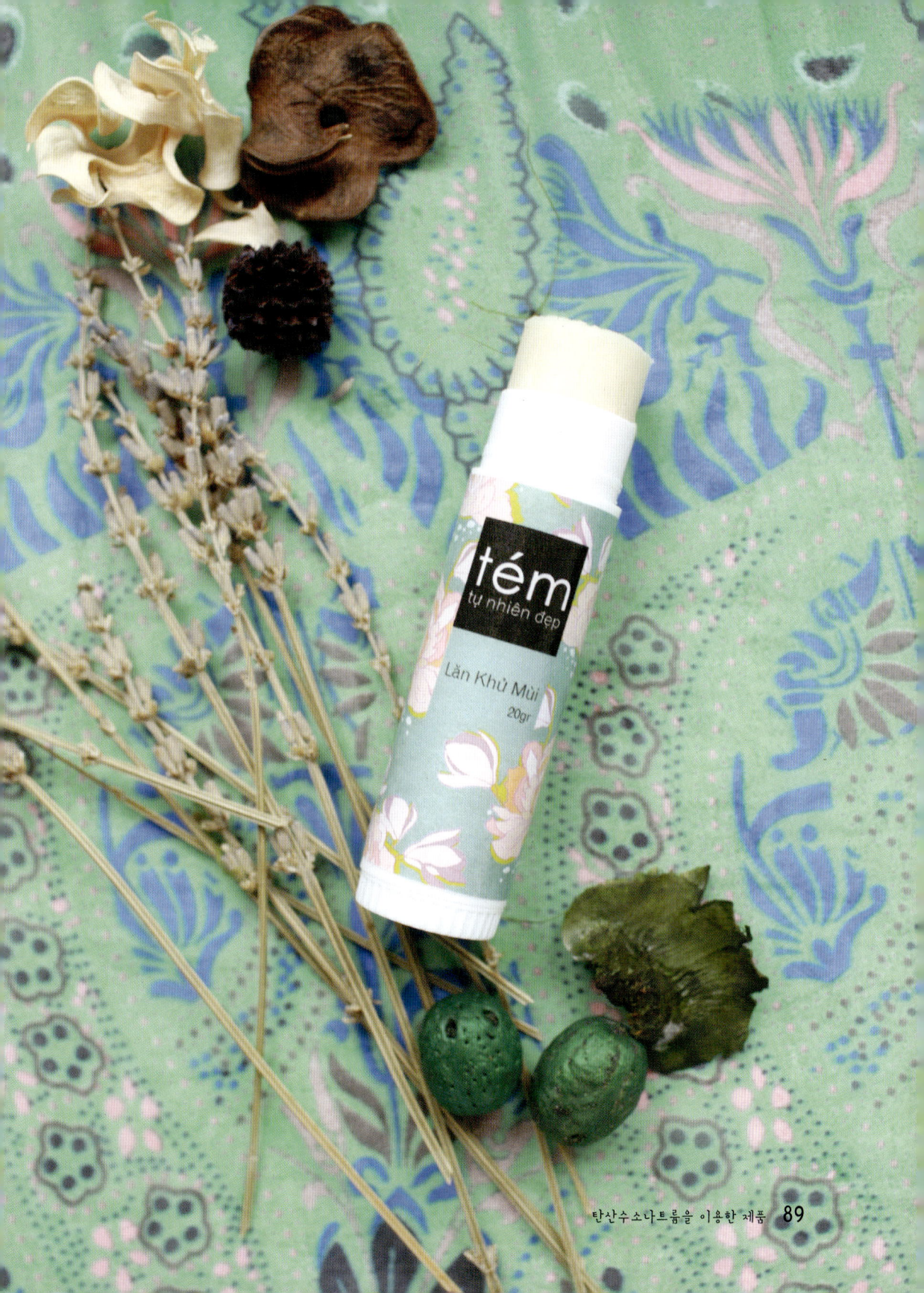

치약 *Toothpaste*

난이도 : ♥♥♡♡♡
소요시간 : 20 분
수량 : 2개

직접 치약을 만들어 쓰다 보면 며칠 동안은 아마 이상한 느낌을 들 수도 있어요. 일반 치약에 비해 맛이 짜거나 전혀 거품이 나지 않기 때문이죠. 하지만 충치를 예방하고 맛이 개운하기 때문에 시중에 파는 치약보다 훨씬 좋을 거예요.

* 레시피

재료	중량 및 개수	비율
탄산수소나트륨	120 g	63%
팜 오일	65 g	34%
글리세린	5 g	2%
민트 플레이버 오일	2 g	1%
40ml 치약 용기	2 개	

도구와 장비 : 스터링 스푼, 유리볼 1개, 저울, 전자레인지

Step 1. 탄산수소나트륨과 팜 오일을 계량하여 전자레인지에 돌려 주세요. 그리고 덩어리가 모두 사라질 때까지 잘 섞어 주세요.

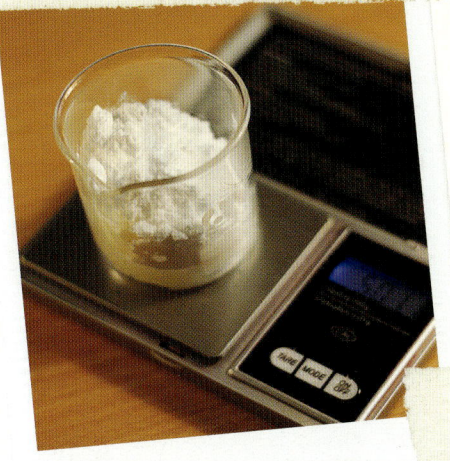
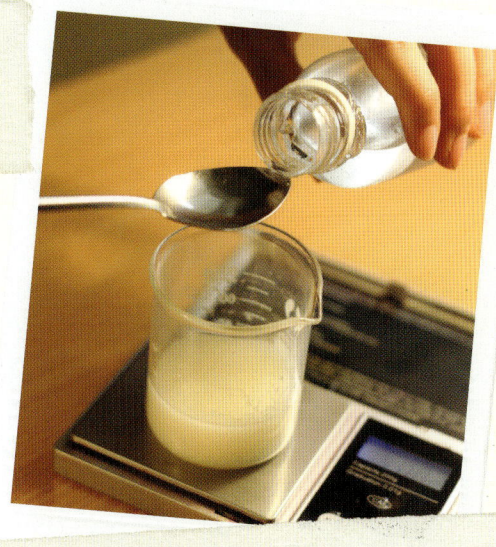

Step 2. 글리세린과 민트 플레이버 오일을 넣고 잘 섞어 주세요. 입술에 닿아도 안전한 색소를 원하는 만큼 넣으면 됩니다.

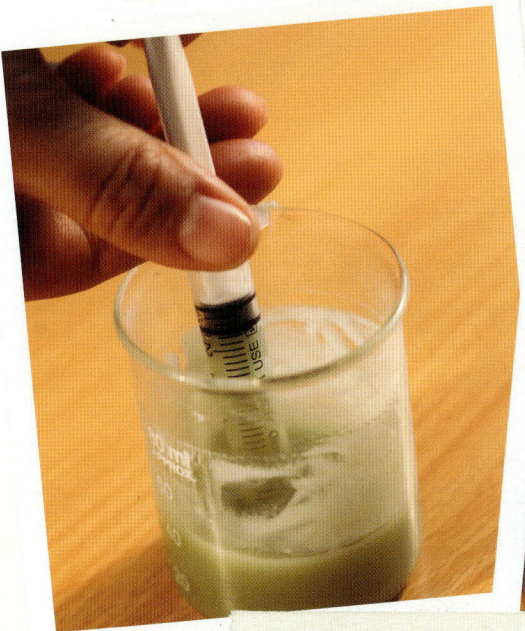
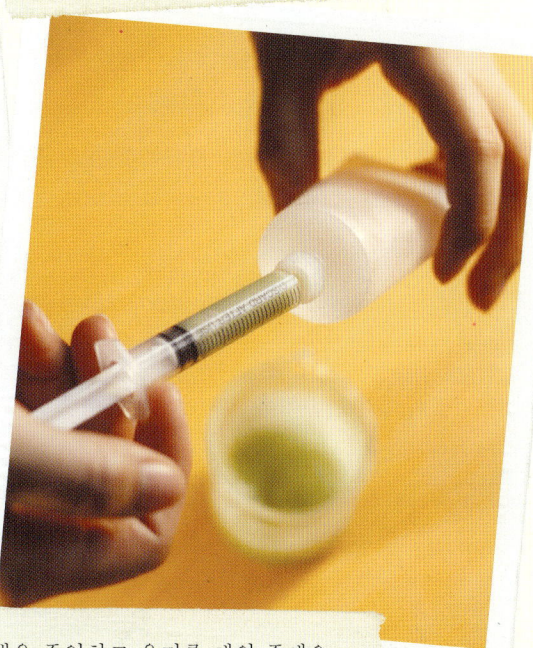

Step 3. 주사기에 용액을 주입하고 용기를 채워 주세요.

주의할 점

팜 오일은 피부에(치약의 경우는 입에) 영양분을 공급하는 비타민E가 풍부하게 들어 있어요. 반은 고체 상태고 나머지는 액체 상태인 팜 오일은 치약의 농도를 맞춰 주고 안정성을 더해 주죠.

코코넛 오일은 치약에 적합한 재료에요. 항균 효과가 높기 때문이죠. 하지만 베이스가 안정적이지 못해서(저온에서는 굳고 고온에서 녹아요) 30% 이하로 사용해야 해요.

글리세린은 치약에 가장 흔히 쓰이는 성분이에요. 달콤한 맛을 가미하고 치아에 얇고 미끈한 코팅 막을 씌우거든요. 이 코팅 막은 치아가 마르지 않도록 해주고 입 냄새를 방지합니다. 하지만 손상된 에나멜 부분을 치료하지는 못해요. 그러므로 치약을 만들 때 글리세린의 장단점을 잘 고려하여 첨가해 주세요. 특히 에나멜층을 보호할 이유가 있다면 말이죠.

시중에 판매되는 여러 치약들로 인해 우리에게 친숙한 '멘톨 블라스트'는 사실 멘톨 크리스털이라는 천연 성분으로 만들어지죠. 멘톨 크리스털은 페퍼민트 에센셜 오일을 증류해서 얻은 수증기의 부산물이랍니다. 레시피에 멘톨 크리스털을 1~2% 정도 넣으면 사용 후 느낌이 더 좋아질 거예요.

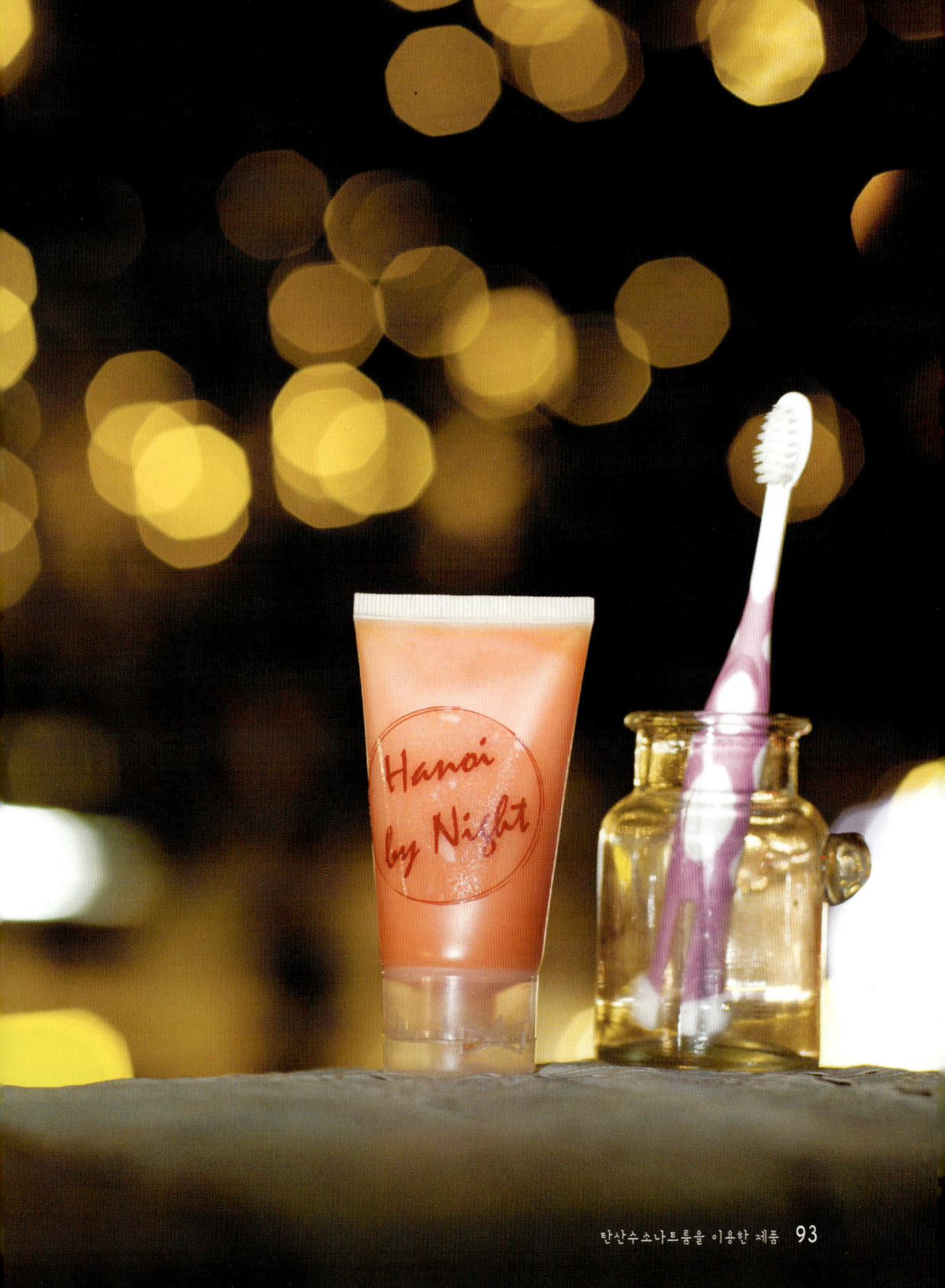

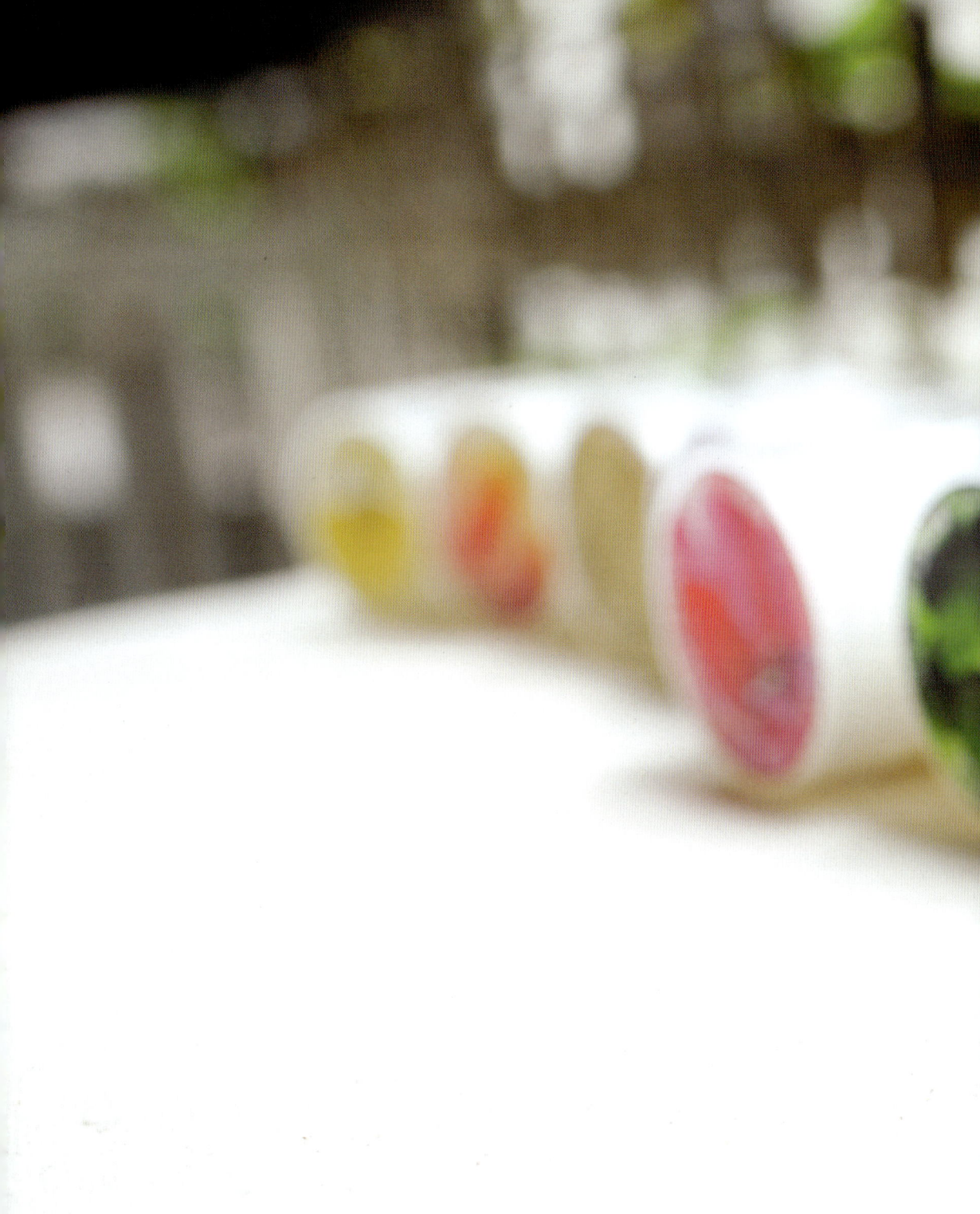

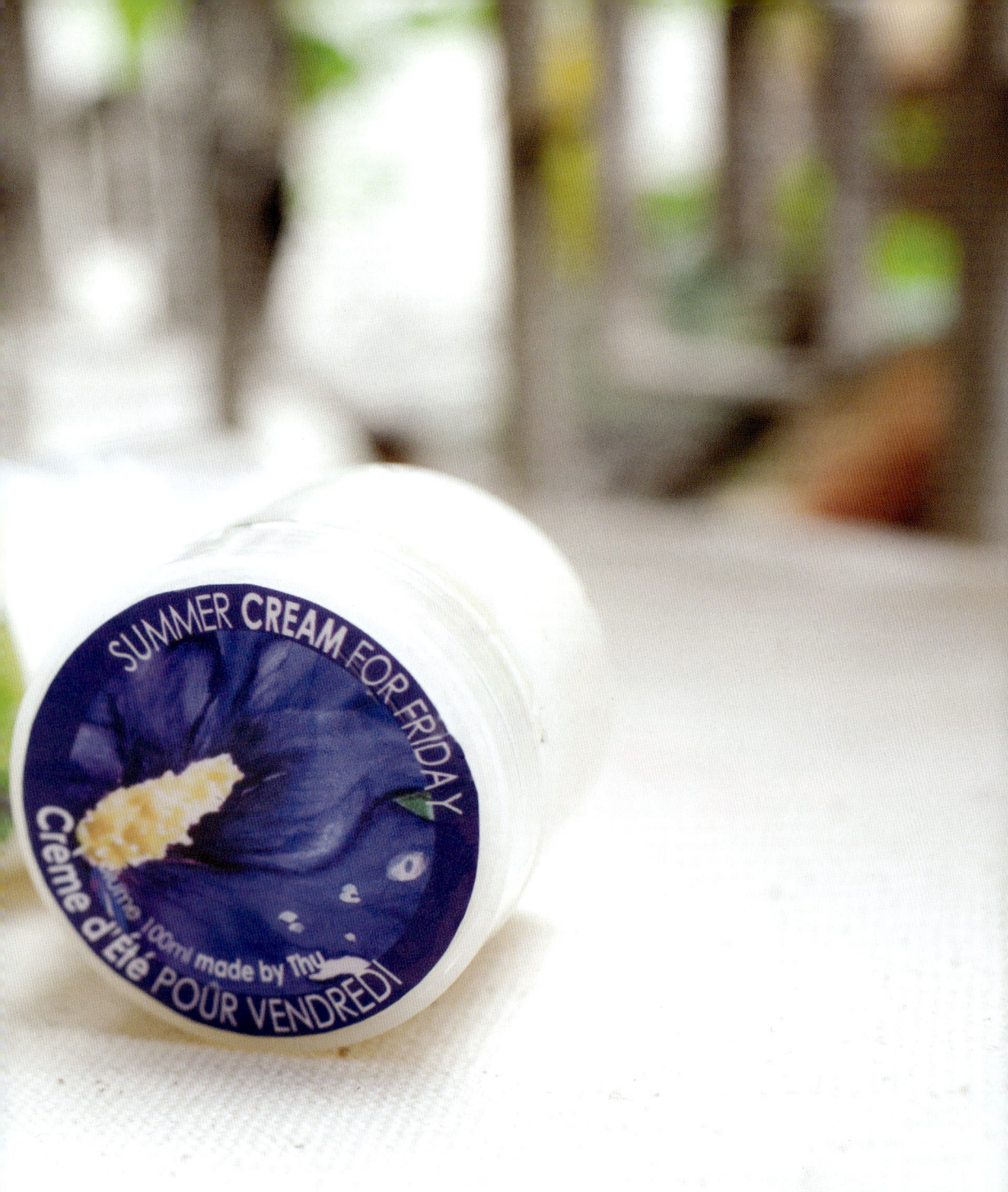

탄산수소나트륨을 이용한 제품

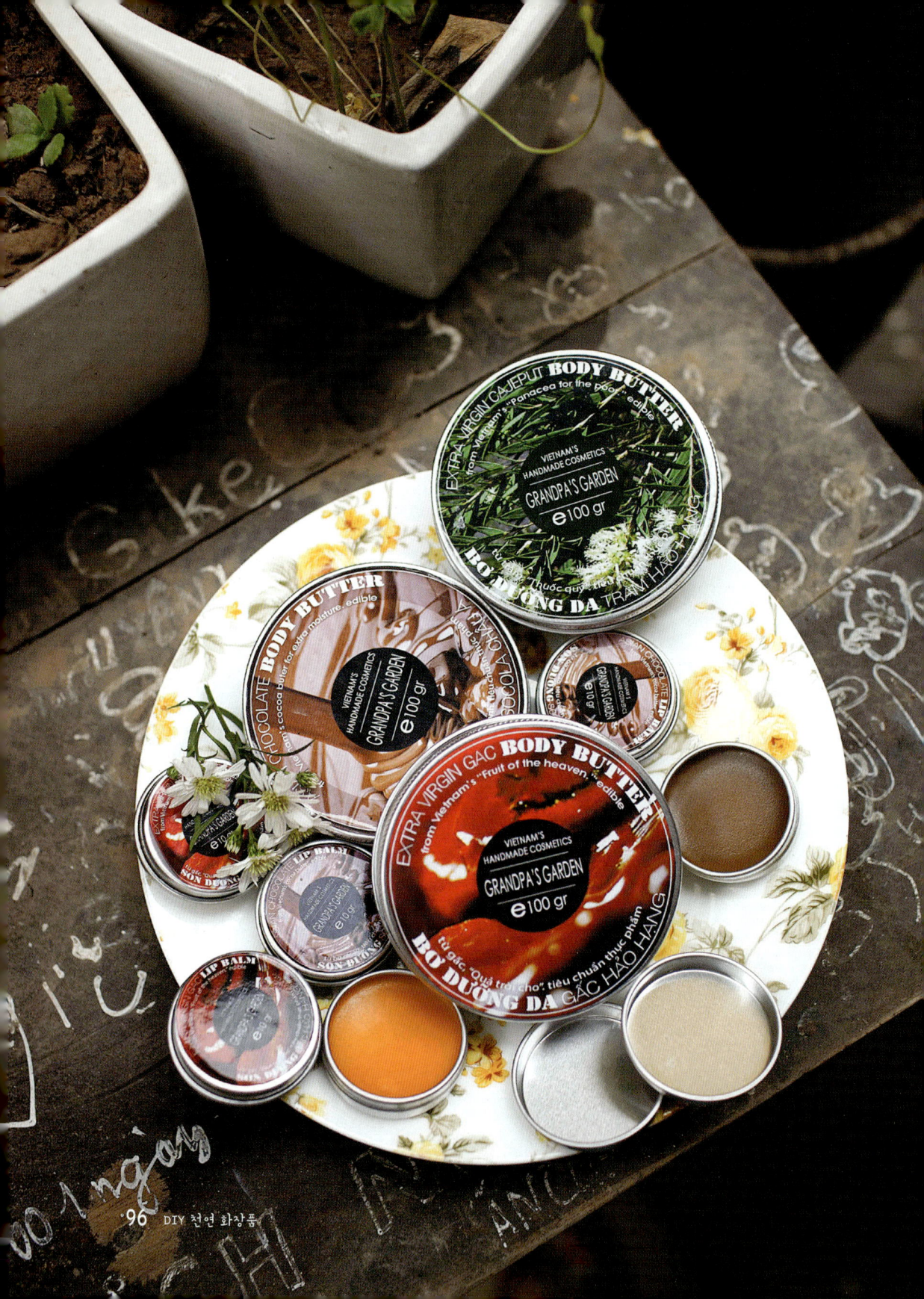

Chapter 4

보디 로션과 보디 크림

MASSAGE CREAM WITH BEESWAX, SKIN LIGHTING CREAMS,
HAIR CONDITIONER AND BODY BUTTER

물과 오일은 서로 좋아하는 사이가 아니에요. 용기에 이 둘을 부으면 항상 오일이 위에 뜨지요. 에멀션은 한 가지 성분이 다른 성분과 안정적으로 섞인 것을 말하는데, 예를 들어 오일 방울이 물과 섞이거나 물방울이 오일과 섞인 상태를 말해요.

로션과 크림은 에멀션이에요. 에멀션을 만들기 위해서는 다음과 같은 주재료가 필요합니다.

주재료

- **식물성(또는 동물성) 오일 · 버터 · 기름** : 건강한 피부를 만들고 영양분을 주는 역할.
- **물** : 오일 비율을 조절하기 위해 사용. 물을 많이 넣고 오일을 적게 넣으면 흡수가 빠르지만, 건조한 느낌이 들고 영양분도 줄어들어요.
- **유화제** : 물과 기름이 분리되지 않도록 묶어 주는 역할.
- **방부제** : 수분 함유 제품에 반드시 필요. 보디 로션과 보디 크림에는 페노닙 0.5~1%이 적당(레시피와 아예 똑같지 않을 수 있어요).

부수 재료

- **기능을 더하는 재료** : 에센셜 오일, 비타민, 추출액, 산화아연 등, 유효 성분들. 이 중 하나 또는 여러 개를 추가하여 로션이나 크림에 쓸 수 있어요. 특별한 결과물을 만드는 데 도움이 됩니다. 보습뿐 아니라, 미백, 회복, 자외선 차단, 주름 개선 등의 효과가 있어요.
- **첨가물** : 컬러나 향을 넣기 위한 용도.

로션이나 크림을 만들 때 쓰는 기본 레시피를 그대로 따라 해도 되지만, 마음대로 수정해도 괜찮아요. 다만 신경 써야 할 요인은 다음과 같아요.

- **계절** : 습도가 낮은 겨울에는 피부가 건조하고 민감해서 로션이나 크림은 오일과 버터가 더 많이 들어가고 상대적으로 물은 적어야 해요. 그래야 피부를 보호하고 보습 효과를 충분히 볼 수 있거든요. 그렇기 때문에 겨울철 크림 레시피를 보면 오일 함유량이 여름용 레시피보다 두세 배가량 높아요. 심하게 튼 피부를 치유하는 식물성 버터가 들어간 것만 봐도 알 수 있죠. 반면에 여름에는 피부에 빨리 흡수되는 에멀션이 좋아요. 이때는 레시피에

오일보다 물의 양을 더 늘리고, 식물성 버터를 쓰지 않도록 합니다.
- 화장품의 밀도 : 유화제는 고체 왁스나 액체류에 모두 첨가할 수 있어요. 이멀시파잉 왁스(emulsifying wax, 유체 왁스)는 농도를 조절하기 위해서 사용합니다. 단단한 제형의 크림을 만들려면 이멀시파잉 왁스의 양을 늘리면 되지요. 가벼운 느낌의 크림을 만들려면 반대로 이멀시파잉 왁스를 덜 넣으면 됩니다. 로션의 경우에는 이멀시파잉 왁스를 아주 조금 넣거나 이멀시파잉 액을 사용하는 방법이 있어요.

에멀션을 만들 때 필요한 법칙을 표로 나타내 보았어요.

재료	겨울용 크림	여름용 크림	겨울용 로션	여름용 로션
① 오일 버터	30~45%	10~20%	30~45%	10~20%
② 이멀시파잉 왁스	10~15%	10~15%	5~7%	5~7%
③ 고유값	0~5%			
④ 첨가제	0~0.5%			
물	100%-(①+②+③+④)			
페노닙(방부제)	0.5~1% (100% 비율에서 제외)			

이 법칙은 초보자들을 위한 기초라고 할 수 있어요. 경험을 쌓아 가면서 자신감도 얻고, 좋아하는 오일이나 버터를 고를 수 있을 거예요. 잘 맞는 로션이나 크림을 만들기 위해 비율도 바꿔 볼 수 있겠죠?

겨울철 스킨 케어 크림

Cream for winter skin care

난이도 : ♥♥♥♥♡
소요시간 : 30분
수량 : 2개

* 레시피

재료	중량 및 개수	비율
아보카도 오일	17 g	17%
스위트 아몬드 오일	10 g	10%
올리브 오일	8 g	8%
호호바 오일	5 g	5%
이멀시파잉 왁스	10 g	10%
물	49.5 g	49.5%
프레그런스 오일(취향대로)	0.5 g	0.5%
페노닙(방부제)	1 g	1%
50ml 공병	2 개	

도구와 장비 : 스터링 스푼, 유리볼 2개, 장갑, 저울, 핸드믹서, 전자레인지

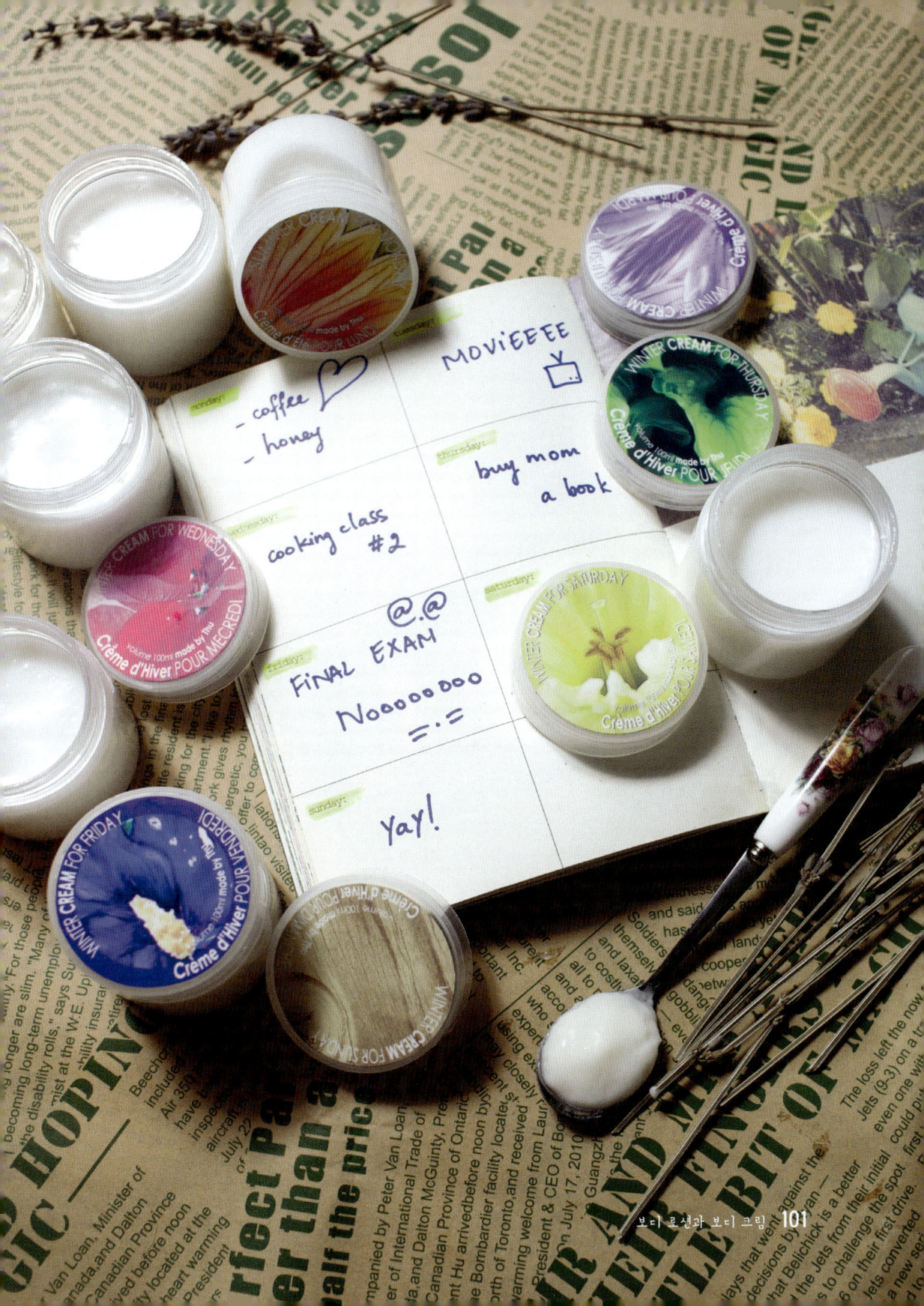

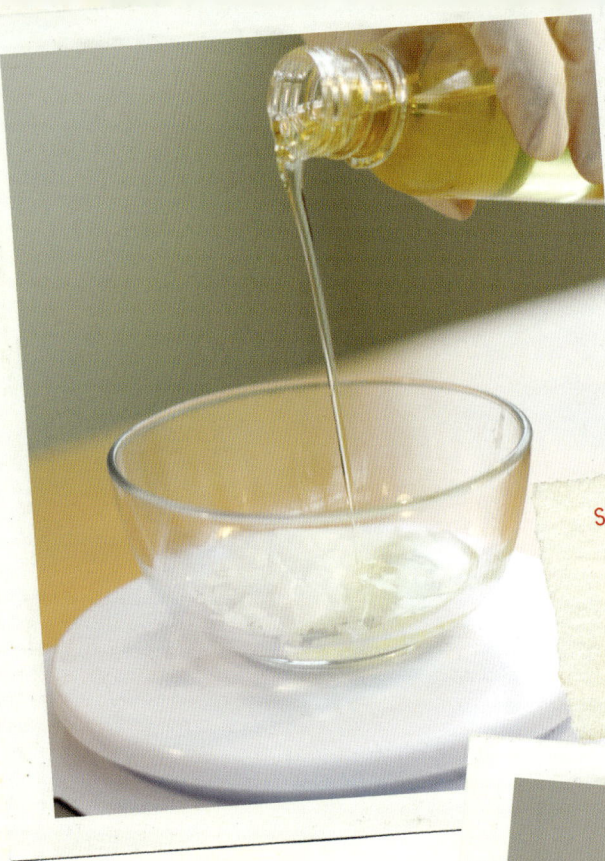

Step 1. 한 유리볼에 오일과 이멀시파잉 왁스를 계량하여 붓고, 다른 볼에는 물을 부어 주세요. 전자레인지에 함께 넣거나 따로 돌린 후에 물이 충분히 뜨거워졌는지, 오일-왁스가 완전히 녹았는지 확실히 확인해 주세요.

Step 2. 두 개의 볼을 모두 70~80도로 식히는데, 온도 차가 30도 이상 나지 않도록 주의하세요. 계량해 둔 물을 오일-왁스 용액(1번에서 물은 계량하지 마세요. 어차피 증발로 일부 날아가거든요)과 함께 잘 섞어 줍니다. 이제 바닥에 우유 같은 물질이 형성된 것을 눈치챌 수 있을 거예요.

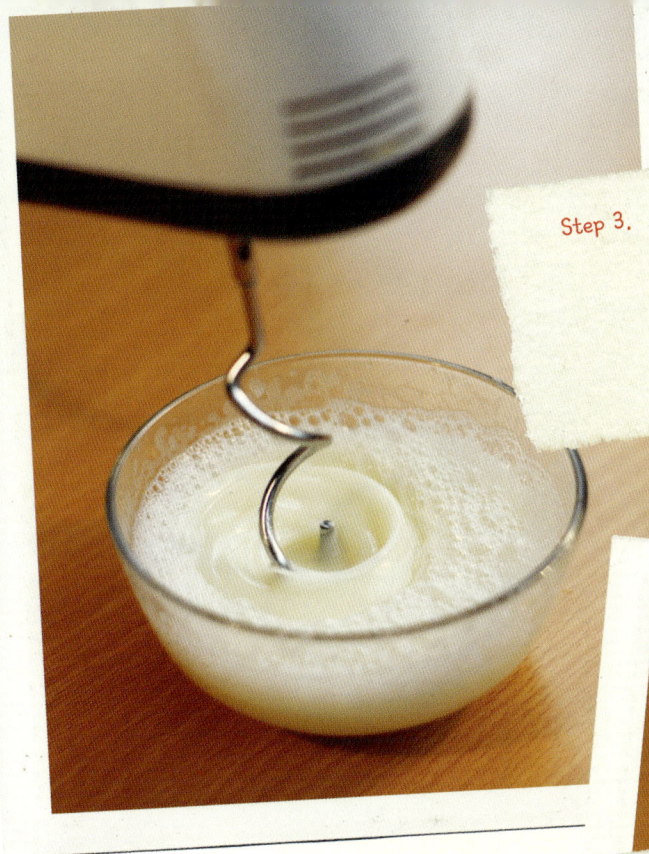

Step 3. 오일과 물을 섞은 에멀션을 1.5~2분 정도 핸드믹서로 잘 섞습니다. 여러 번에 걸쳐 섞는데, 2~3분에 한 번씩 핸드믹서로 강하게 섞어 주세요. 첫 번째 단계에서 잘 섞었기 때문에 나중에 따로 섞지 않아도 될 거예요.

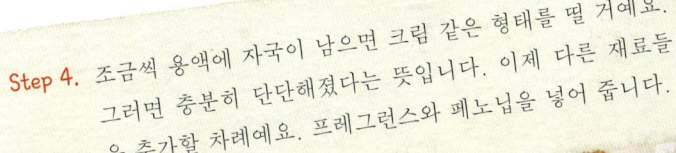

Step 4. 조금씩 용액에 자국이 남으면 크림 같은 형태를 띨 거예요. 그러면 충분히 단단해졌다는 뜻입니다. 이제 다른 재료들을 추가할 차례예요. 프레그런스와 페노닙을 넣어 줍니다.

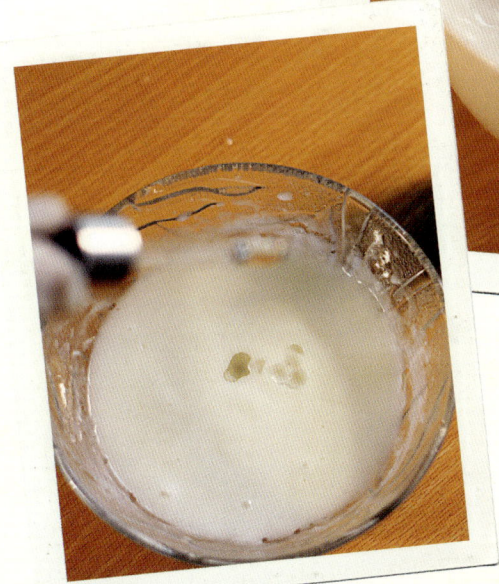

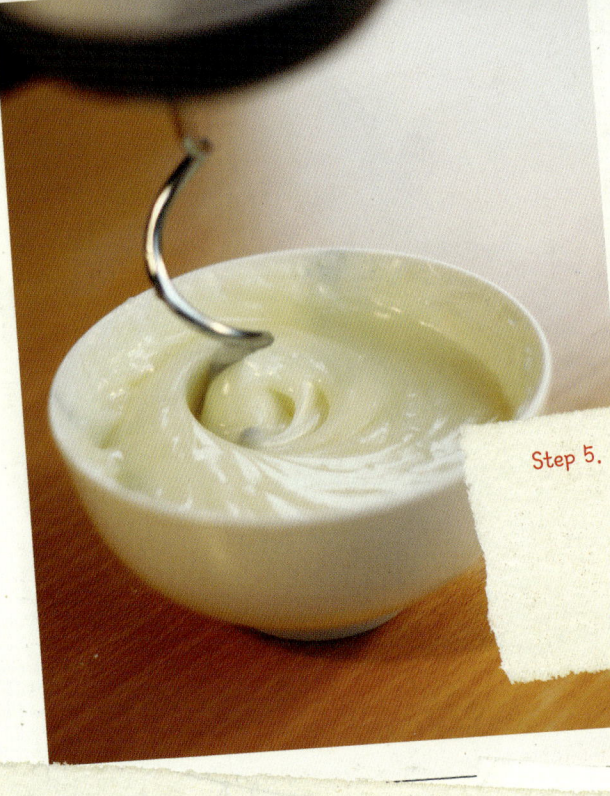

Step 5. 모든 재료가 들어갔으면 핸드믹서를 이용하여 에멀션을 섞어 주세요. 프레그런스와 페노닙은 화학물질이기 때문에 튈 수도 있어서 스틱 믹서로 천천히 저어야 해요. 그 다음 핸드믹서를 이용하여 혼합을 완료합니다.

Step 6. 완성된 에멀션을 공병에 부어 주세요. 바로 피부에 바를 수도 있고, 아니면 12시간 휴지시킨 다음 완전히 고체 상태가 된 후에 사용할 수도 있어요.

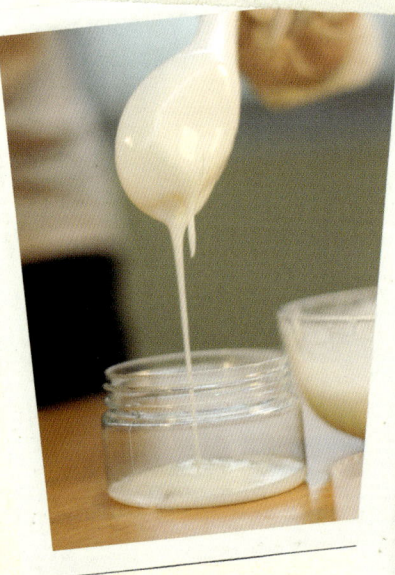

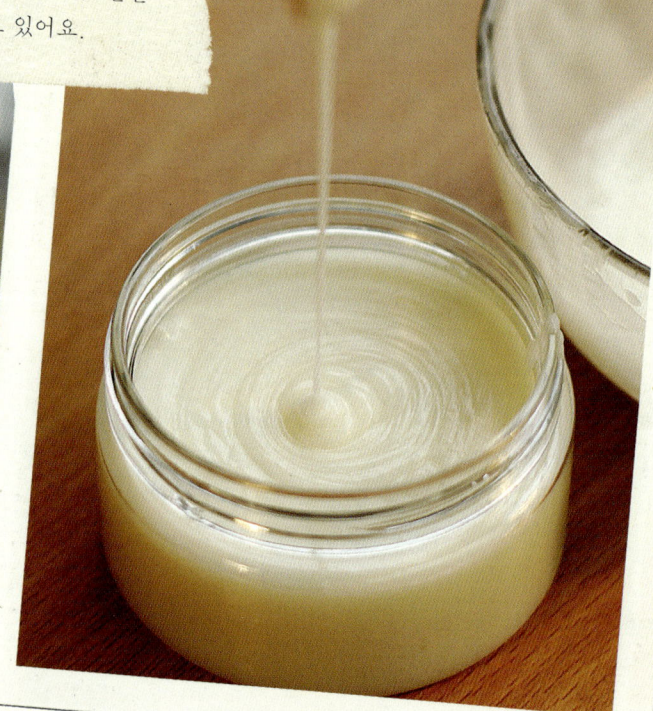

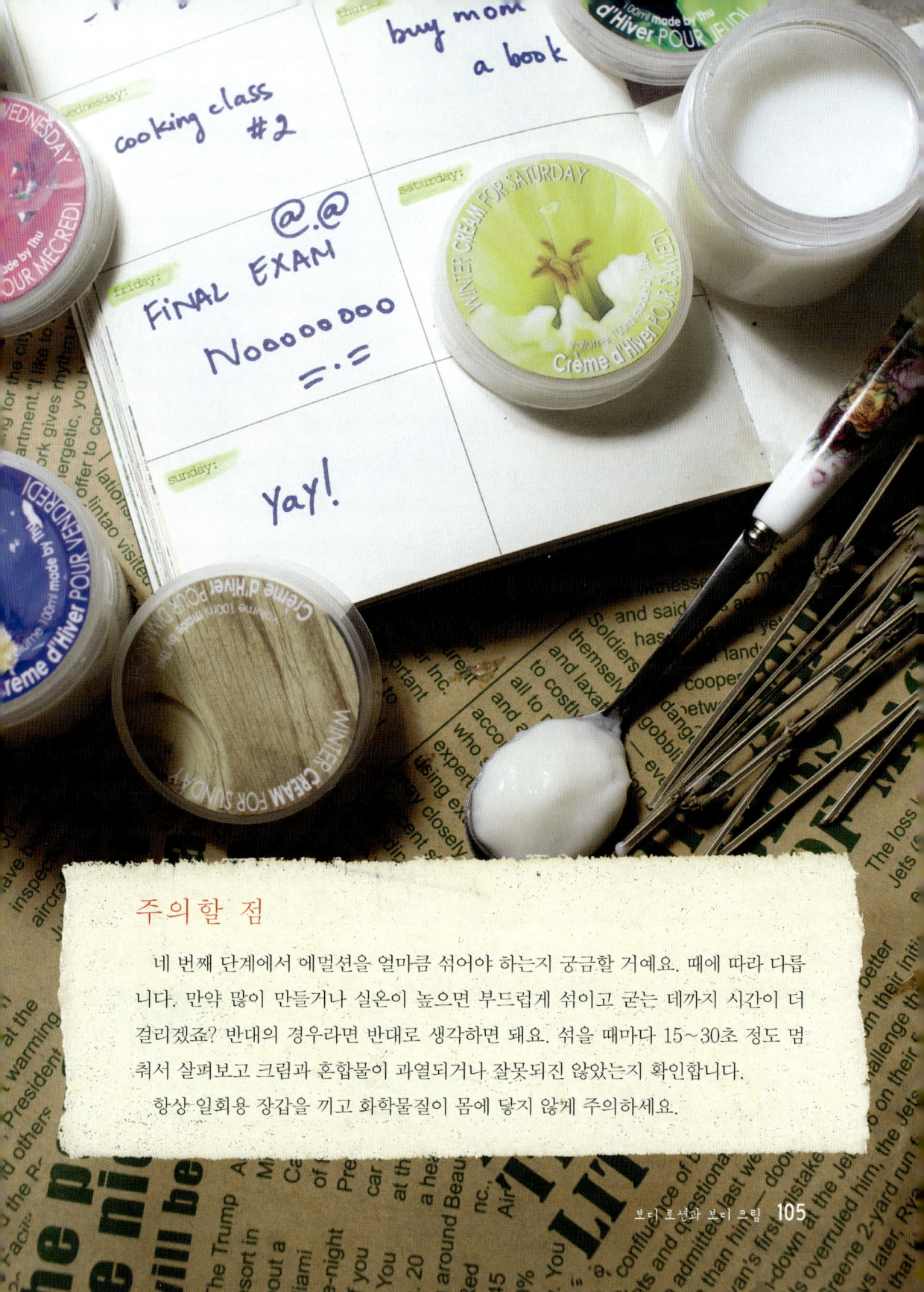

주의할 점

네 번째 단계에서 에멀션을 얼마큼 섞어야 하는지 궁금할 거예요. 때에 따라 다릅니다. 만약 많이 만들거나 실온이 높으면 부드럽게 섞이고 굳는 데까지 시간이 더 걸리겠죠? 반대의 경우라면 반대로 생각하면 돼요. 섞을 때마다 15~30초 정도 멈춰서 살펴보고 크림과 혼합물이 과열되거나 잘못되진 않았는지 확인합니다.

항상 일회용 장갑을 끼고 화학물질이 몸에 닿지 않게 주의하세요.

파헤쳐 보기

낮과 밤에 쓰는 크림은 달라야 해요!

밤에 바르는 나이트 크림과 낮에 바르는 데이 크림에는 몇 가지 차이점이 있어요.
1. 서로 다른 목적: 데이 크림은 오일을 적게 써서 피부에 살짝 건조한 느낌을 줘요. 그리고 햇볕으로부터 피부를 보호하기 위해 자외선 차단 성분도 들어 있지요. 반대로 나이트 크림은 피부를 촉촉하게 하는 기능이 많이 들어가고 자외선 차단 기능은 없어요.
2. 성분에 따른 반응: 피부 친화적인 일부 성분들은 햇볕을 쐬면 나쁜 작용을 하기도 해요. 이런 성분들은 밤에 쓰는 용도로 제한되지요.
3. 피부에 따른 반응: 어떤 성분들은 햇볕을 쐬면 피부를 검게 만들기도 해요. 감초 추출물, 오이 또는 시트러스류의 즙이 들어 있는 화장품을 사용할 때 알고 있어야 합니다.

얼굴에 바르는 페이스 크림과 몸에 바르는 보디 크림 등, 모이스처라이저(moisturizer)에도 기억해야 할 점들이 있어요.

1. 몸보다 얼굴에서 자연적으로 피지가 많이 나와요. 그렇기 때문에 페이스 크림이나 로션은 번들거리지 않는 게 좋습니다.
2. 특히 얼굴은 외부 환경에 쉽게 노출되기 때문에 더욱 예민하고 노화가 더 빨리 일어나요. 보디 크림은 피부를 좋게 유지하는 성분으로 구성되지만, 특정 페이스 크림은 여드름, 주름, 주근깨, 잡티 등을 치유할 수 있는 성분으로 구성됩니다.
3. 나이트 크림은 데이 크림보다 얇게 발리는 느낌이 있어요. 로션도 마찬가지죠. 피부에 넓게 퍼져서 바르기 쉬운 형태로 되어 있답니다.

페이스 크림은 보디 크림과 비교했을 때 더 부드럽고 풍부한 성분들이 들어가 있는 경우가 많아요. 시중에 파는 제품과 달리 여러분은 레시피를 마음대로 수정할 수 있고, 페이스 크림이나 로션 타입의 제품을 얼굴뿐 아니라, 몸에도 효과를 볼 수 있도록 만들 수 있답니다. 그전에 반드시 적은 양이라도 얼굴에 한번 발라 보고 거부 반응이나 알레르기가 있는지 살펴보는 것이 중요해요.

밀랍 마사지 크림
Massage cream with beeswax

난이도 : ♥♥♥♥♡
소요시간 : 30분
수량 : 2개

유화제는 물과 오일을 섞는 데 빠져선 안 됩니다. 대개 이멀시파잉 왁스에만 의존하고는 하는데, 그 자체로도 강하기 때문입니다. 하지만 천연 왁스만 유화 기능을 하지는 않아요. 천연 왁스 대신 밀랍을 써도 되거든요.

이번 레시피에는 유화제로 밀랍만 사용했어요. 밀랍은 항염증 효과를 볼 수 있지요. 하지만 사용 후 피부에 무겁고 불편한 느낌이 살짝 남을 수도 있어요. 그렇기 때문에 마사지 크림처럼 물로 씻어 내는 제품을 사용할 때 첨가하면 안성맞춤이겠죠?

셀프 얼굴마사지 하기

먼저 미지근한 물로 세안한 후 마사지 크림을 발라 주세요. 평소에 쓰는 양보다 약 5배 이상 발라 주세요. 손가락 끝으로 얼굴을 위로 당기듯 마사지합니다. 턱에서부터 시작해서 볼로, 그리고 관자놀이로, 마지막에는 이마를 마사지합니다. 이렇게 원형으로 5분 동안 얼굴을 마사지해 주세요. 이렇게 매일 피부 관리를 하면 혈액 순환이 잘되어 주름 개선, 풍부한 영양 효과를 볼 수 있어요.

천연 마사지 크림은 방부제와 같은 화학물질을 쓰지 않아, 매일 피부 관리에 쓰기 좋아요. 개인적으로 저는 가끔 제가 만든 마사지 크림에 전에 만들어 둔 식물성 오일을 섞어서 써요. 우리에게 익숙한 '클렌저-모이스처라이저 과정'을 건너뛰는 것이죠(저만의 오일 클렌징 방법도 곧 설명할게요). 방부제를 넣지 않고 일주일용으로 쓰면서, 냉장 보관할 수 있는 제품을 만들어 봐요.

* 레시피

재료	중량 및 개수	비율
밀랍	8 g	8%
코코넛 오일	15 g	15%
호호바 오일	15 g	15%
스위트 아몬드 오일	12 g	12%
피마자 오일	5 g	5%
물	43 g	43%
카렌둘라 추출물	2 g	2%
라벤더 에센셜 오일	5~10방울(취향대로)	
50ml 공병	2개	

도구와 장비 : 스터링 스푼, 내열유리볼 2개, 일회용 장갑, 저울, 핸드믹서, 전자레인지

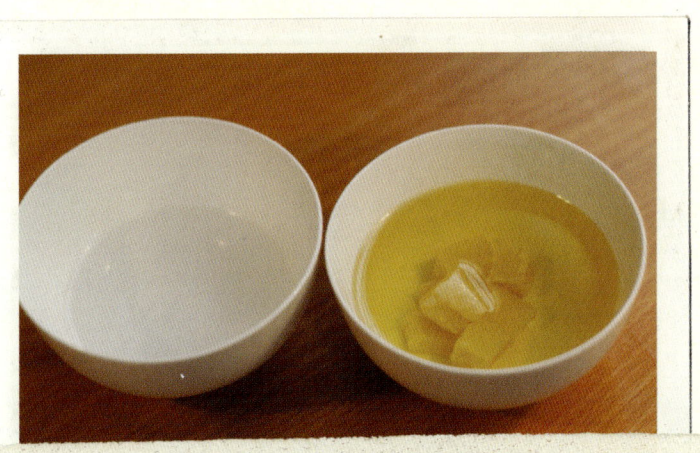

바로 전에 나온 '겨울철 스킨 케어 크림'을 만드는 과정과 같아요.
Step 1. 한 볼에 밀랍과 오일을 넣고, 다른 볼에 물을 부어 주세요.
그리고 모두 전자레인지에 넣고 돌려 주세요.

Step 2. 두 볼을 70~80도까지 식히고 두 볼의 온도차가 30도 이상 나지 않게 신경 써주세요. 물을 계량하여 오일-왁스 용액에 넣고 섞어 줍니다.

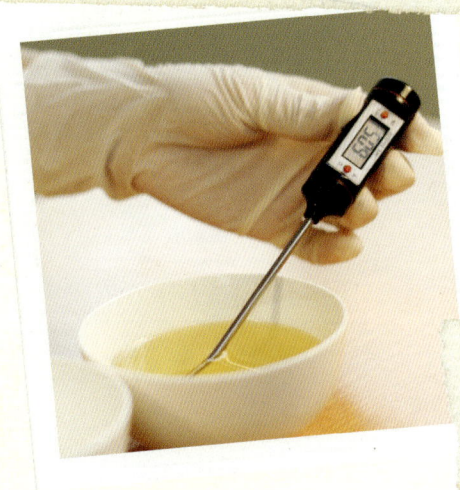

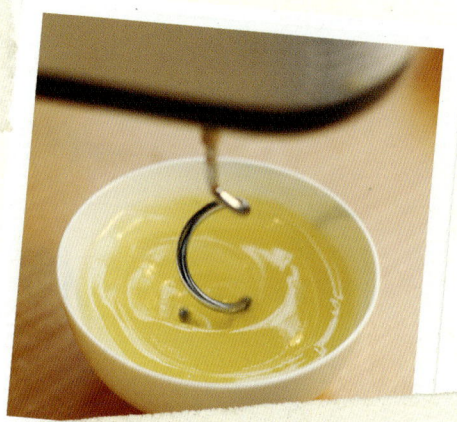

Step 3. 핸드믹서를 이용하여 겨울용 크림을 만드는 과정과 똑같이 계속해서 섞어 주세요. 에멀션이 노란빛을 띠고 있을 거예요. 표면에 자국이 남으면 카렌둘라 추출물과 에센셜 오일을 넣어 주세요.

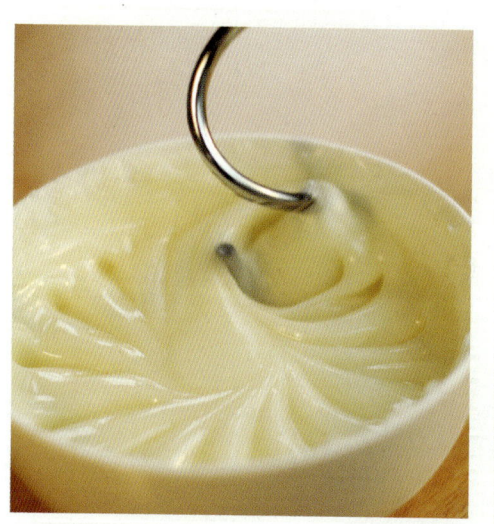

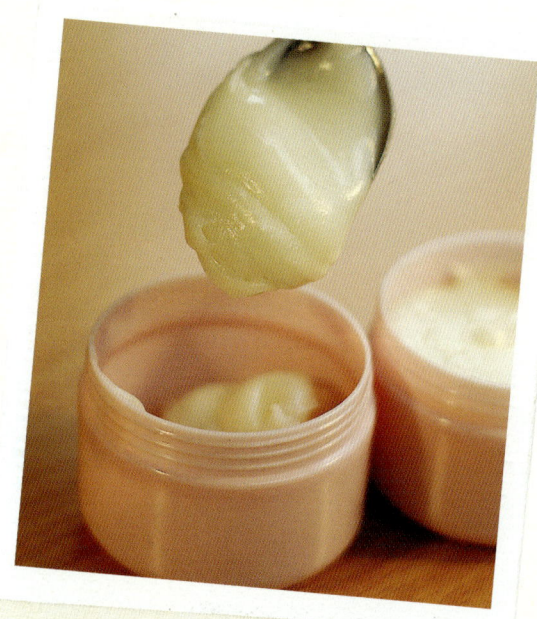

Step 4. 마지막으로 부드럽게 핸드믹서를 돌려 줍니다.

Step 5. 완성된 에멀션을 용기에 넣어 주세요.

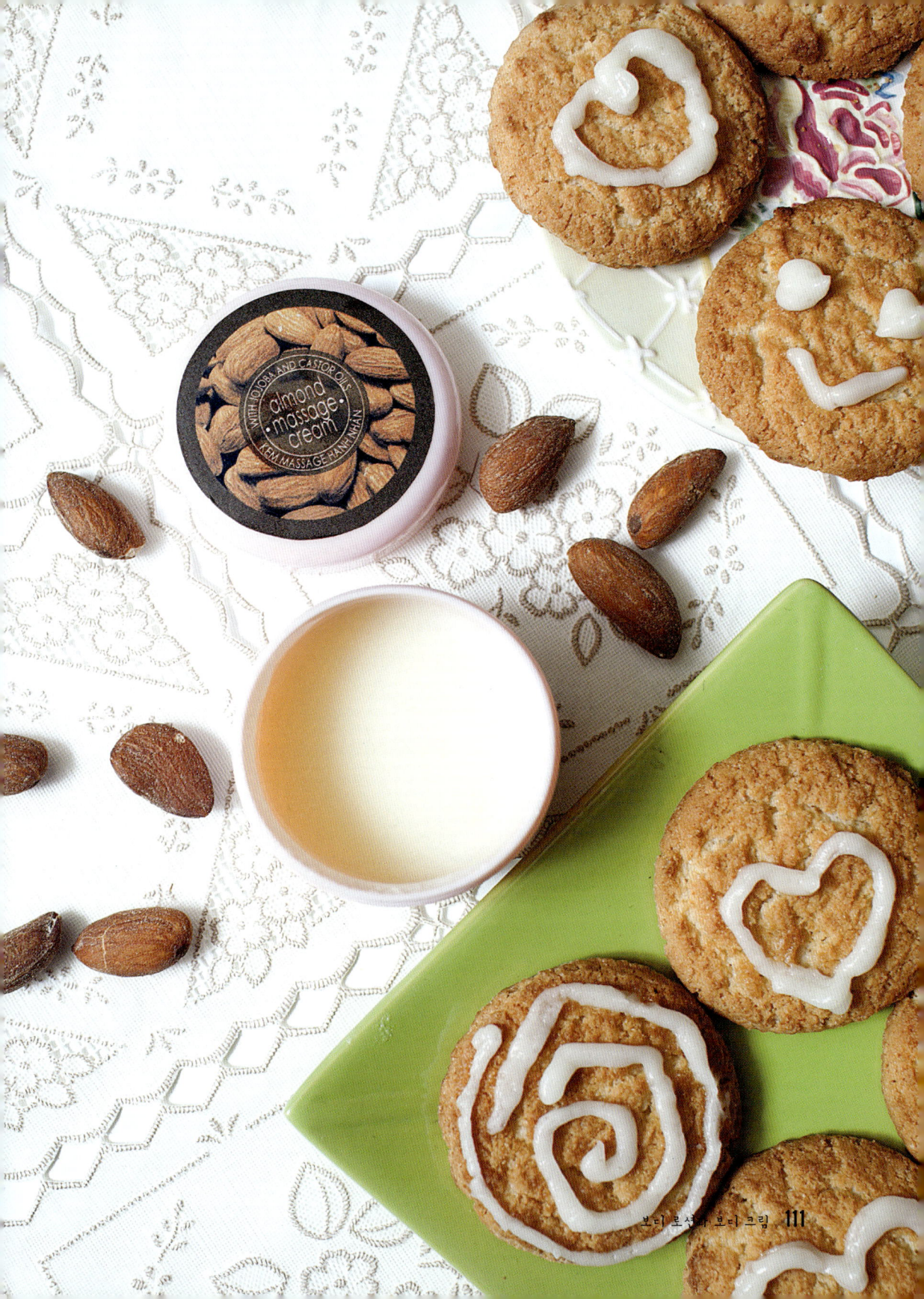

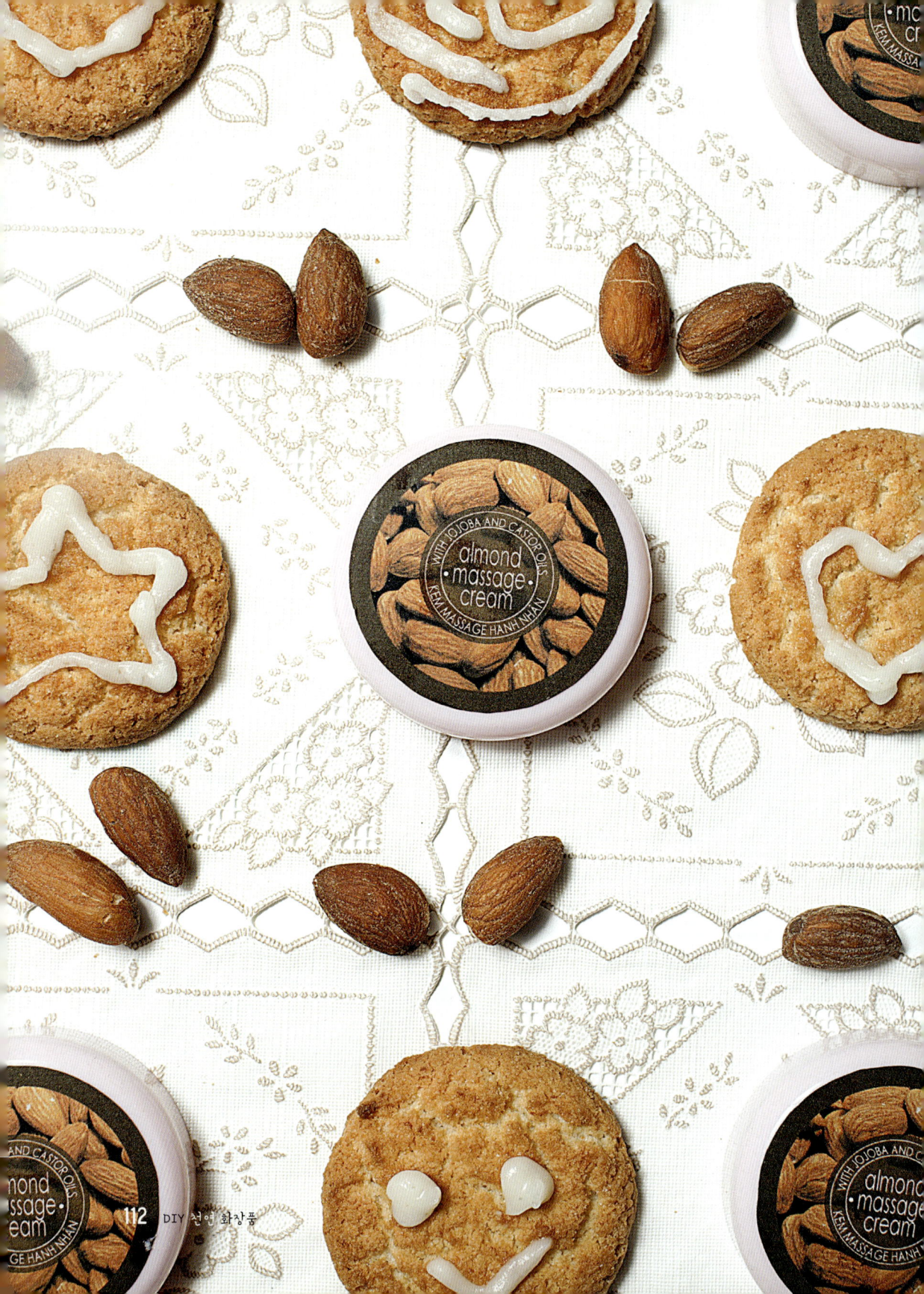

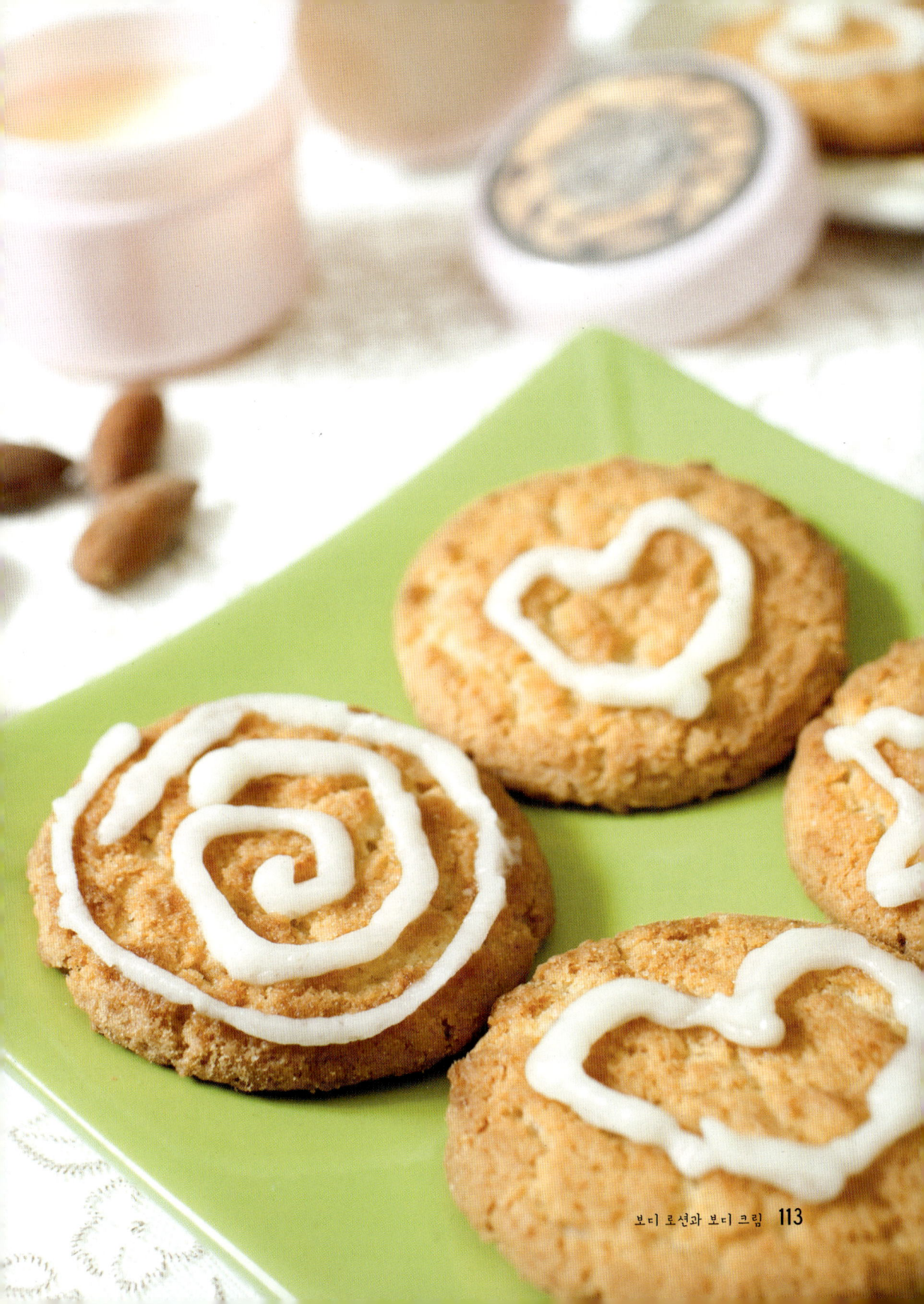

피마자 오일로 클렌징하기

폼 클렌징이 얼굴을 깨끗이 세안하는 최선의 방법이라고 언제부터 믿기 시작했나요? 하지만 씻고 난 후 건조해질 대로 건조해진 피부가 당신에게 계속 이렇게 말하고 있죠. 악지성인 사람들을 구제해 줄 오일프리 화장품이 있다고 말이죠.

그러나 대세를 거부하며 오일 클렌징을 옹호하는 사람들은 오일 클렌징이 더 좋은 방법이라고 주장하고 있어요. 이 주장에 동의하는 스킨 케어 전문가들도 오일 클렌징의 장점과 효과에 대한 증거를 제시했지요.

첫 번째로 오일은 얼굴에 묻은 먼지를 '들러붙게' 해요. 피지에 갇힌 먼지도 들러붙게 하지요. 물은 그렇게 하지 못해요. 메이크업을 지울 때 물과 오일 각각 따로 해 보고 결과를 비교해 보세요.

두 번째로 오일은 피부에 영양분을 공급하고 보호하는 데 도움을 주는 성분이 함유되어 있어요. 즉, 오일 클렌징을 하면 세안과 동시에 영양분을 공급하는 거랍니다.

세 번째로 오일은 피지를 조절할 수 있어요. 우리 피부는 자연적으로 피지를 분비하죠. 그렇기 때문에 피지를 완전히 제거해 버리면 피부는 균형을 맞추기 위해 더 많은 피지를 분비할 거예요. 오일 클렌징은 이러한 피지의 균형을 맞추고 과도한 피지 분비를 막아 줍니다. 악지성인 분들은 피부를 개선하는 특정한 클렌징 오일 레시피를 찾을 수 있을 거예요. 물론 새로운 방법을 시도하려면 끈기 있게 실험해 봐야 하지만요.

복합성 피부를 가진 사람들은 이 레시피를 통해서 T존(이마, 코, 턱)의 피지 분비를 줄일 수 있고, U존(볼, 턱)에는 기름을 더해 줄 수 있기 때문에 일석이조랍니다.

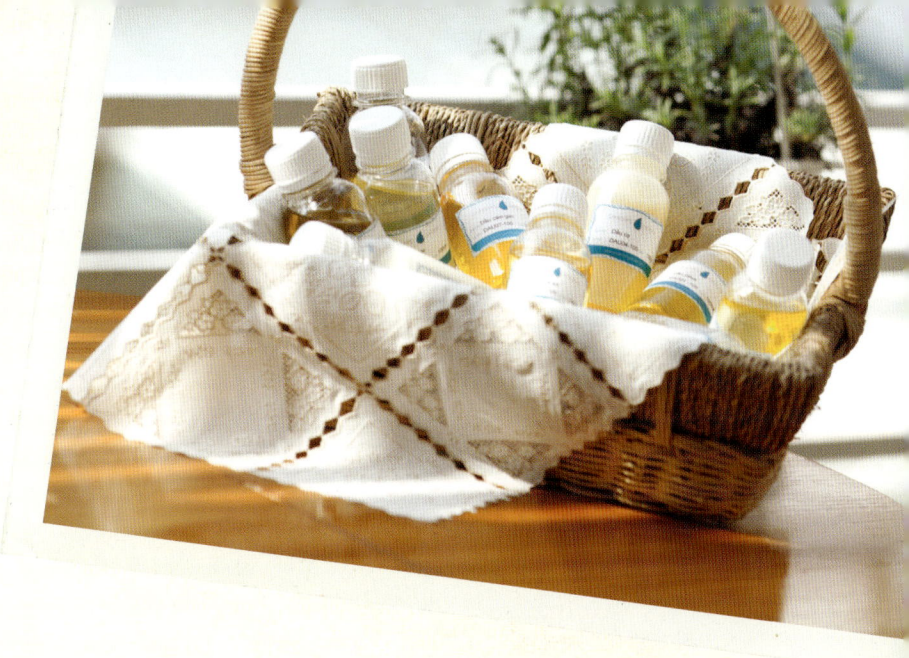

   마지막으로 건성인 사람들은 너무 강한 클렌저를 사용하면 피부에 염증이 일어날 수 있기 때문에 안전한 방법을 사용해 주세요.

   아마 생각했던 것보다 훨씬 더 오랫동안 오일 클렌징으로 혜택을 톡톡히 볼 수 있을 거예요. 한번 생각해 보세요. 스파에서 마사지 테라피스트가 얼굴에 오일을 바르고 닦아 주면, 피부가 깨끗하고 부드러워지잖아요. 이제 이 엄청난 레시피 속에 들어가는 기초 성분들을 공부할 마음이 생겼나요?

   이 클렌저의 중요한 재료는 바로 피마자 오일입니다. 리시누스 콤무니스(Ricinus communis)라는 용어로도 알려진 피마자 오일은 리시놀레산이 다량(약 90%) 함유되어 있어요. 리시놀레산은 여드름을 유발하는 세균을 억제해요. 그렇기 때문에 클렌징과 치유 기능에 더욱 집중적으로 쓰인답니다. 피마자 오일은 10~30% 정도를 넣는 게 좋아요. 그 이상 쓰면 피부가 건조해지거든요. 피마자 오일의 경우 건성이면 10%, 복합성이면 20%, 지성이면 30% 넣는 게 적당해요. 레시피에 들어가는 다른 성분들 중에는 올리브 오일, 스위트 아몬드 오일 등이 있어요. 피마자 오일 한 종류만 쓸 수도 있지만 다른 오일들과 섞어서 써도 됩니다.

   이전에 마사지 크림 레시피에서 피마자 오일을 5% 사용했는데요. 나만의 오일 클렌징 방법에 따라 조금씩 더 추가할 수 있습니다.

마사지 오일

시중에 판매되는 유아용 마사지 제품들은 천연 오일로 만들어지지 않았어요. 예를 들어 유아용 마사지 오일에는 미네랄 오일이 상당량 들어가 있지요.

미네랄 오일은 석유 산업의 부산물이라 볼 수 있어요. 페트로라텀과 비슷하죠. 하지만 화장품 안전 등급에서 미네랄 오일은 안전한 편이에요. 물의 증발을 막는 코팅 막을 남기는 것 외에 피부에 다른 영향은 미치지 않거든요 (즉, 피부에 수분을 머금게 해주죠).

직접 만든 마사지 오일로 오일 클렌징의 장점을 느껴 보세요. 조금만 신경 쓴다면, 식물성 오일로도 만들 수 있어요. 좋은 향기를 더할 수도 있고, 천연 에센셜 오일을 사용하여 피부를 치유할 수도 있답니다. 만약 향기가 나지 않는 마사지 오일을 원한다면 당연히 그렇게도 만들 수 있겠죠!

마사지에 좋은 오일을 선택할 때에는 몇 가지 고려해야 할 점이 있어요.

1. 피부가 어떤 오일을 좋아하나요?

먼저 기본적으로 쓰이는 한 가지 오일로 테스트해 보고 점점 오일을 추가하면서 피부가 새로운 성분을 좋아하는지 알아보는 게 가장 좋아요.

2. 마사지 테라피는 얼마나 해야 하나요?

많은 스파에서 마사지 테라피로 스위트 아몬드 오일을 주로 쓴다는 걸 알 수 있을 거예요. 흡수되는 시간이 보통인 스위트 아몬드 오일은 15분 관리에 좋아요. 아보카도 오일과 호호바 오일은 스위트 아몬드 오일보다 흡수가 빠르기 때문에 마사지 테라피스트가 이 오일들을 쓸 경우 훨씬 더 많은 양을 써야겠죠? 어떤 사람들은 마사지 테라피에 올리브 오일이나 피마자 오일을 피하는데, 그 이유는 흡수되는 데 시간이 오래 걸리기 때문이에요.

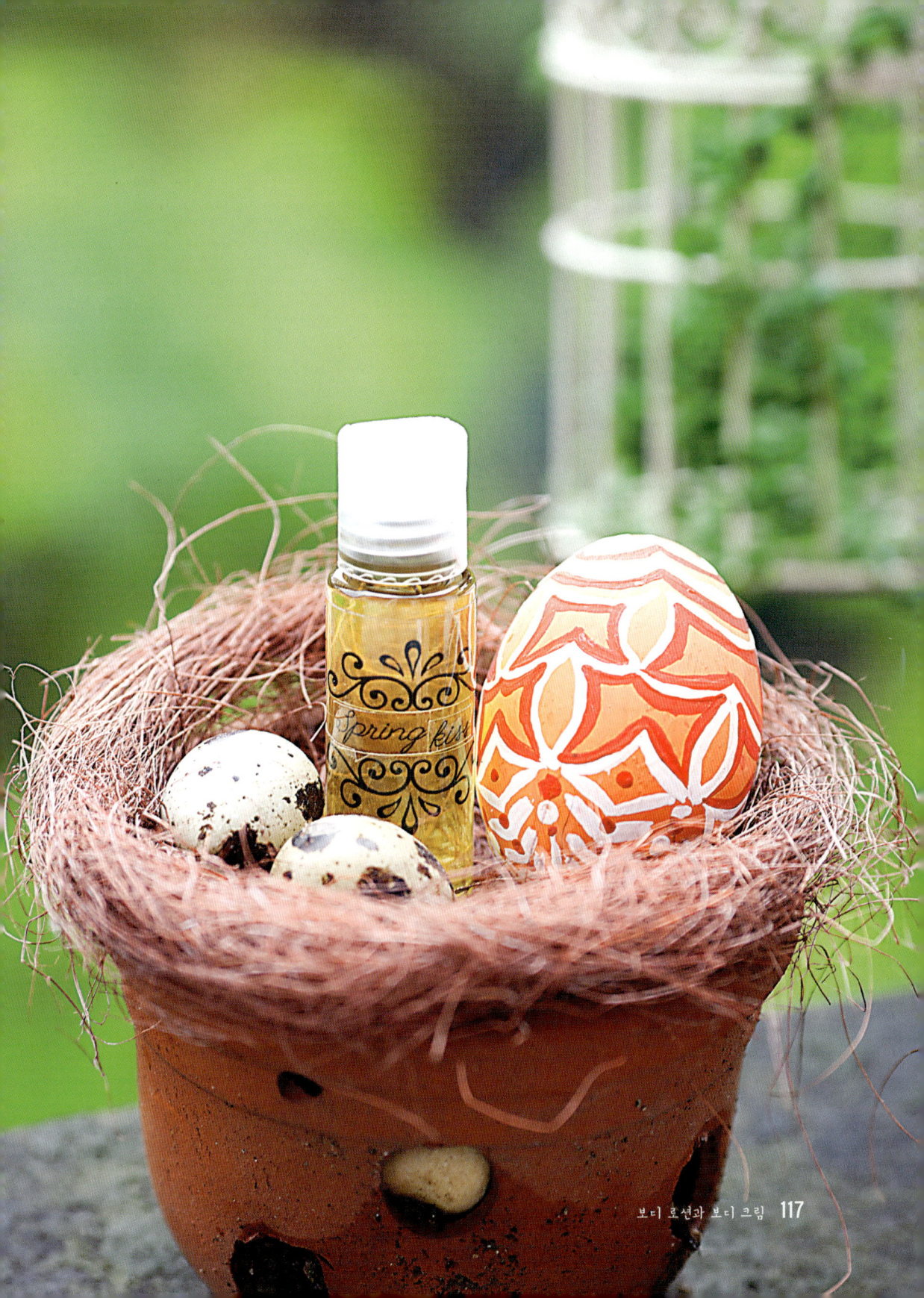

미백 크림
Skin lightening creams

난이도 : ♥♥♥♥♡
소요시간 : 30분
수량 : 1개

라이스 브랜 오일은 미백 효과가 탁월한 캐리어 오일로 알려져 있어요. 미백과 항산화 효과가 있어, 피부를 밝게 하고 피부톤을 균일하게 하는 데 도움이 되지요.

다음으로 산화아연은 자외선 차단제 성분이 들어 있어 해로운 자외선으로부터 피부를 보호해 주며, 사용하기 안전해요.

마지막으로 비타민B_3는 대부분의 화이트닝 제품에 함유되어 있는데, 다양한 장점을 갖고 있습니다. 비타민B_3는 국소 도포하면 멜라닌세포(멜라닌을 생성하는 세포) 속의 멜라닌(갈색 색소)의 생성을 억제시킵니다 또한, 피부톤을 균일하게 하는 데 도움을 주고, 보습 효과를 높여 줍니다. 그리고 피지 분비를 조절하고, 콜라겐(피부와 신체 기관에 공급되는 주요 단백질) 형성을 촉진시킵니다. 콜라겐 생성을 촉진하면서 자연스레 주름을 억제하기도 하죠.

이 훌륭한 성분들을 조합하면 피부에 많은 도움을 줄 수 있어요. 자외선 차단은 물론이거니와 피부톤까지 개선할 수 있지요.

* 레시피

재료	중량 및 개수	비율
라이스 브랜 오일	10 g	10%
스위트 아몬드 오일	5 g	5%
이멀시파잉 왁스	5 g	5%
물	76 g	76%
비타민B_3	2 g	2%
산화아연	2 g	2%
프레그런스 오일	4 방울	
청색 색소	1 방울	
페노닙(방부제)	1 g	1%
100ml 펌프 용기	1 개	

도구와 장비 : 스터링 스푼, 계량용기, 유리볼 2개, 일회용 장갑, 저울, 핸드믹서, 전자레인지

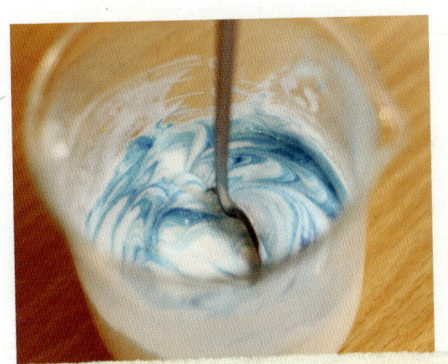

Step 1. 오일, 왁스, 물을 '겨울철 스킨 케어 크림'과 같은 방식으로 섞어 주세요. 크림 표면에 자국이 드러나면 비타민B_3, 산화아연, 산화아연의 활성 성분(피부에 원하는 효과를 내기 위해 사용하는 물질)을 바로 에멀션에 넣습니다. 첨가물과 페노닙도 이때 넣어줍니다.

보디 로션과 보디 크림

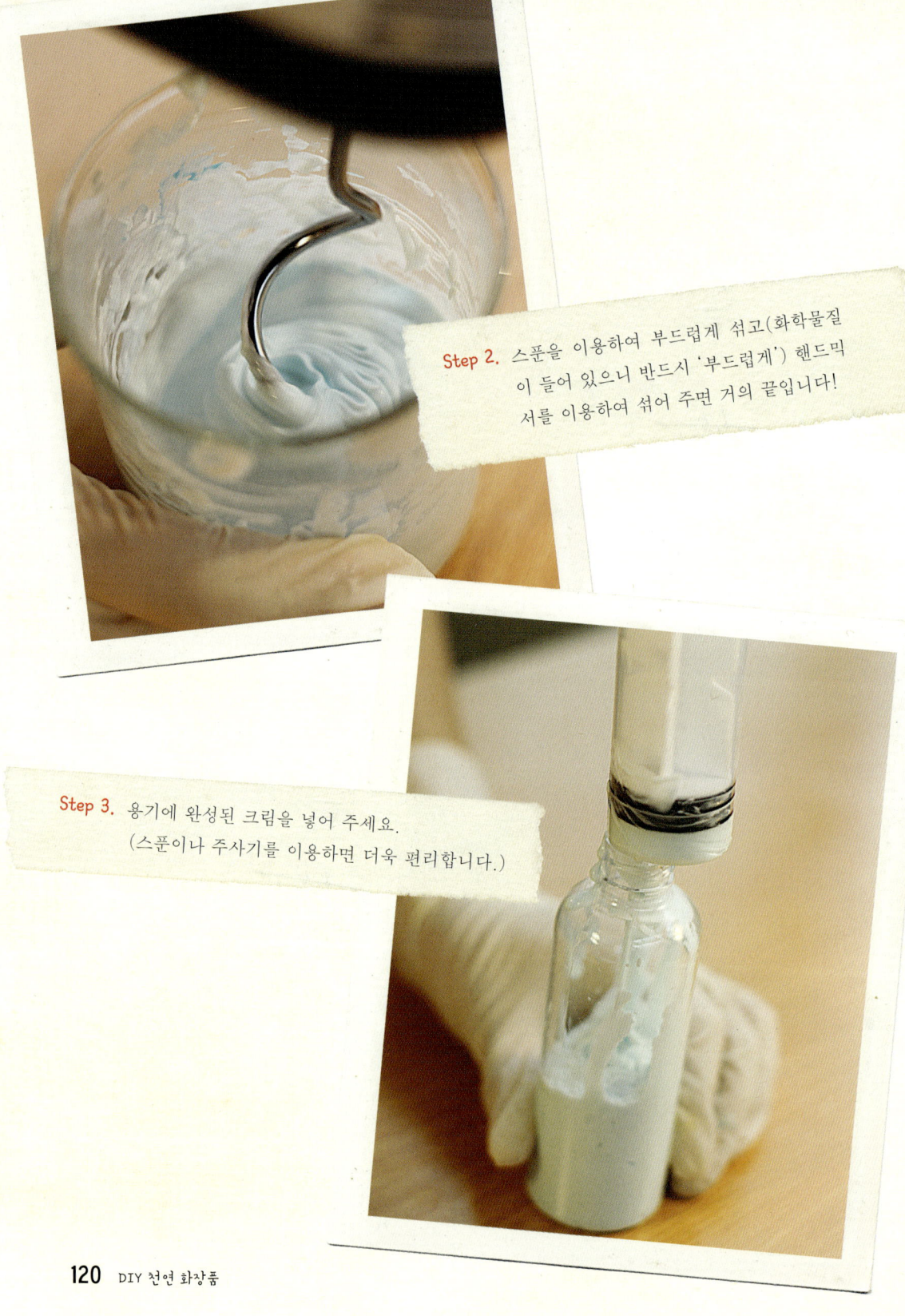

Step 2. 스푼을 이용하여 부드럽게 섞고(화학물질이 들어 있으니 반드시 '부드럽게') 핸드믹서를 이용하여 섞어 주면 거의 끝입니다!

Step 3. 용기에 완성된 크림을 넣어 주세요.
(스푼이나 주사기를 이용하면 더욱 편리합니다.)

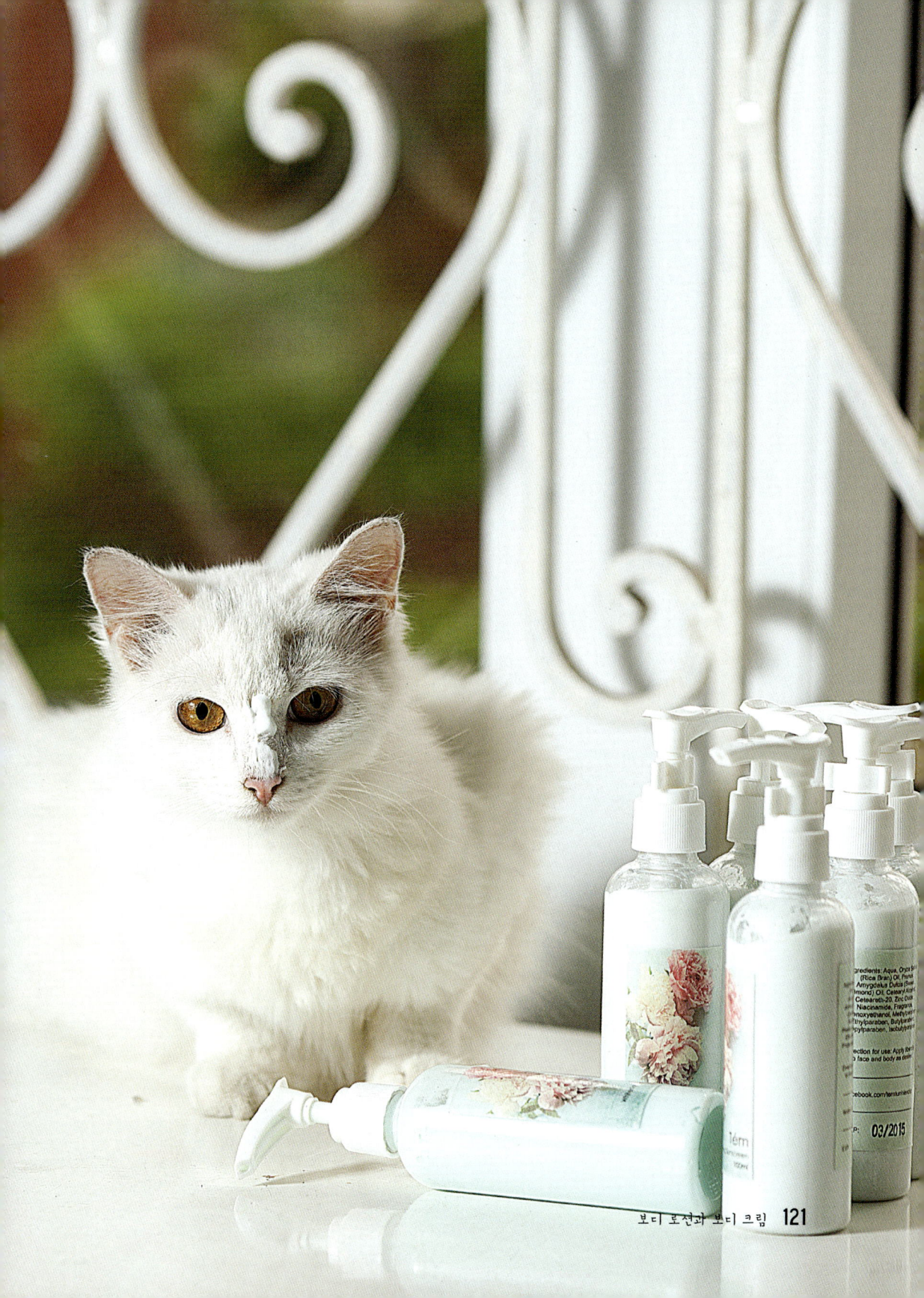

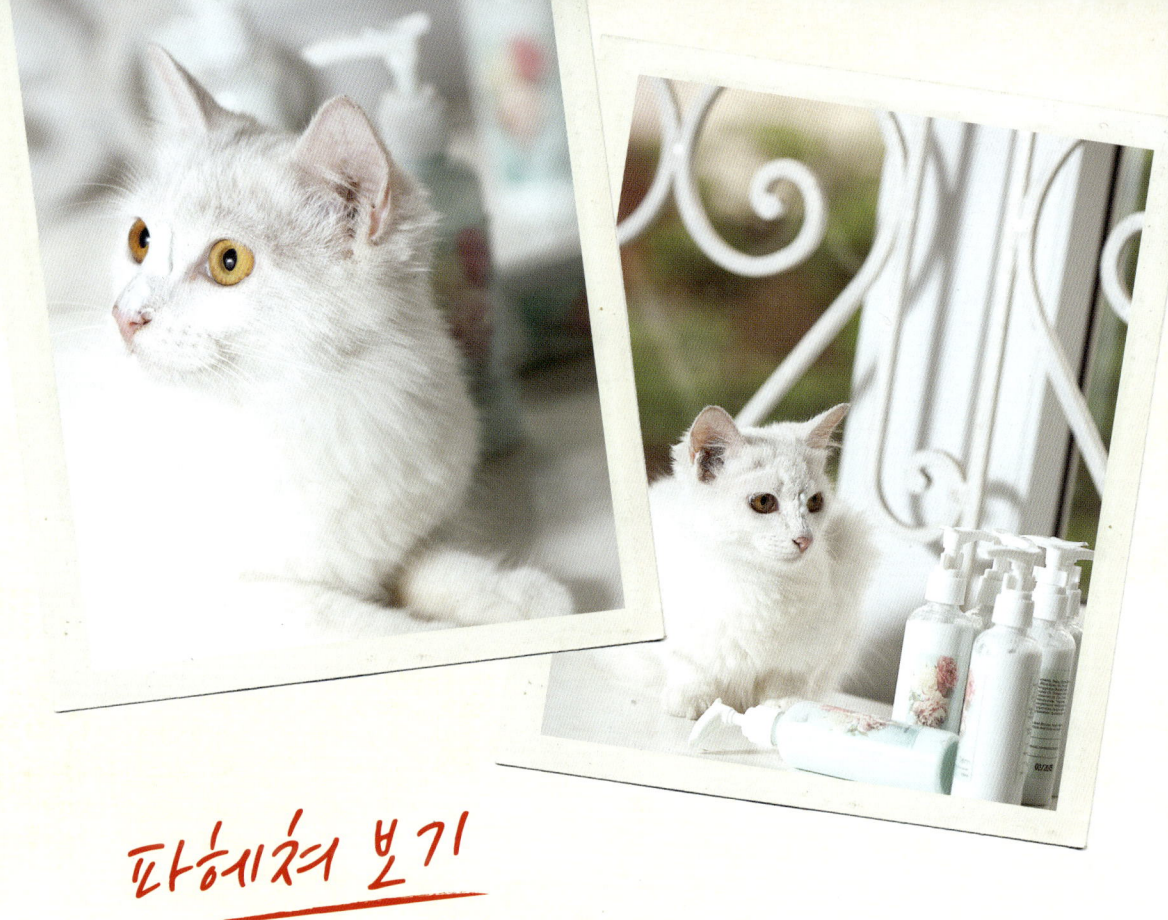

파헤쳐 보기

산화아연, 놀라운 자외선 차단제

자외선은 태양에서 지구에 비추는 해로운 광선이에요. 자외선 차단제가 존재하는 이유죠. 자외선은 UVA와 UVB 두 종류로 나뉘는데, 대부분의 자외선 차단제는 UVB에만 효과가 있고, SPF는 UVB를 막는 정도까지입니다. UVA가 해로운 태양광선의 95%를 차지하고, UVB보다 세포 독성이 더 높다는 사실이 중요해요.

최근 쓰이는 성분 중 산화아연은 UVA와 UVB 둘 다(길고 짧은 것 모두) 효과적으로 차단해 준다고 알려져 있지요. 하지만 UVB나 소량의 짧은 UVA는 막지만, 대량의 긴 UVA를 막지 못하는 것도 있어요.

FDA 자외선 차단 성분	보호할 수 있는 정도		화학적 차단 방식(C) 또는 물리적 차단 방식(P)
	UVA	UVB	
아미노벤조산(PABA)	○	●	C
아보벤존	●	◕	C
시녹세이트	◔	●	C
디옥시벤존	◐	●	C
에캄슐	●	◕	C
호모실레이트	○	●	C
멘틸안트라닐레이트	◐	●	C
옥토크릴렌	◔	●	C
옥틸메톡시신나메이트	◔	●	C
옥틸살리실레이트	○	●	C
옥시벤존	◐	●	C
패디메이트O	○	●	C
페닐벤지미다졸	○	●	C
설리소벤존	◐	●	C
이산화티타늄	◐	●	P
트로라민살리실레이트	○	●	C
산화아연(징크옥사이드)	●	●	P

햇볕으로부터 피부를 보호하는 데 효과적인 성분이 산화아연에만 들어 있는 건 아니에요. 물론 화학적 선크림보다는 더 부드럽겠죠? 'P'는 물리적 자외선 차단제를, 'C'는 화학적 자외선 차단제를 나타냅니다. 화학적 자외선 차단제는 피부에 염증을 일으킬 확률이 매우 높아요. 그렇기 때문에 산화아연이 사용하기에 상대적으로 안전합니다.

한 가지 단점이라면 피부에 하얀 흔적을 남긴다는 사실이죠. 이 문제는 자외선 차단제 레시피에서 2~25%로 적절하게 양을 맞추어 쓰면 해결할 수 있습니다.

헤어 컨디셔너
Hair conditioner

난이도 : ♥♥♥♥♡
소요시간 : 25분
수량 : 2개

    보디 크림이 피부에 영양을 주는 것과 마찬가지로 헤어 컨디셔너는 머리카락을 최상의 상태로 유지해 줍니다. 보디 크림과 컨디셔너의 레시피에는 비슷한 점이 있어요. 하지만 컨디셔너에서 쓰는 왁스는 보디 크림에서 쓰는 왁스와는 달라요. 헤어 컨디셔너에서 사용하는 이멀시파잉 왁스는 영양분을 공급하고 머리카락을 보호하면서도 물로 헹궈 낸 후에 완전히 씻겨 나가지 않아야 해요. 머리를 드라이로 말린다 해도 머리카락에 들러붙어 윤기가 나도록 남아 있어야 하죠.

    여름용 레시피에는 오일보다 물이 더 많이 들어가는데, 머리카락을 기름지지 않게 하기 위함입니다. 머리와 두피가 필요로 하는 오일은 잘 선택해야 해요. 예를 들어 스위트 아몬드 오일은 탈모 방지에 좋고, 코코넛 오일은 두피 자극과 비듬을 줄여 줍니다. 티트리나 라벤더에서 추출한 에센셜 오일은 강력한 항균 효과로 탈모를 방지하고, 로즈마리 에센셜 오일은 혈액 순환을 증진시켜 주지요.

* 레시피

재료	중량 및 개수	비율
코코넛 오일	20g	10%
스위트 아몬드 오일	10g	5%
이멀시파잉 왁스	8g	4%
글리세린	4g	2%
로즈마리 에센셜 오일	1g	0.5%
물	157g	78.5%
페노닙(방부제)	2g	1%
100ml 펌프 용기	2개	

도구와 장비: 스터링 스푼, 플라스틱 드로퍼, 내열유리볼 2개, 일회용 장갑, 저울, 핸드믹서, 전자레인지

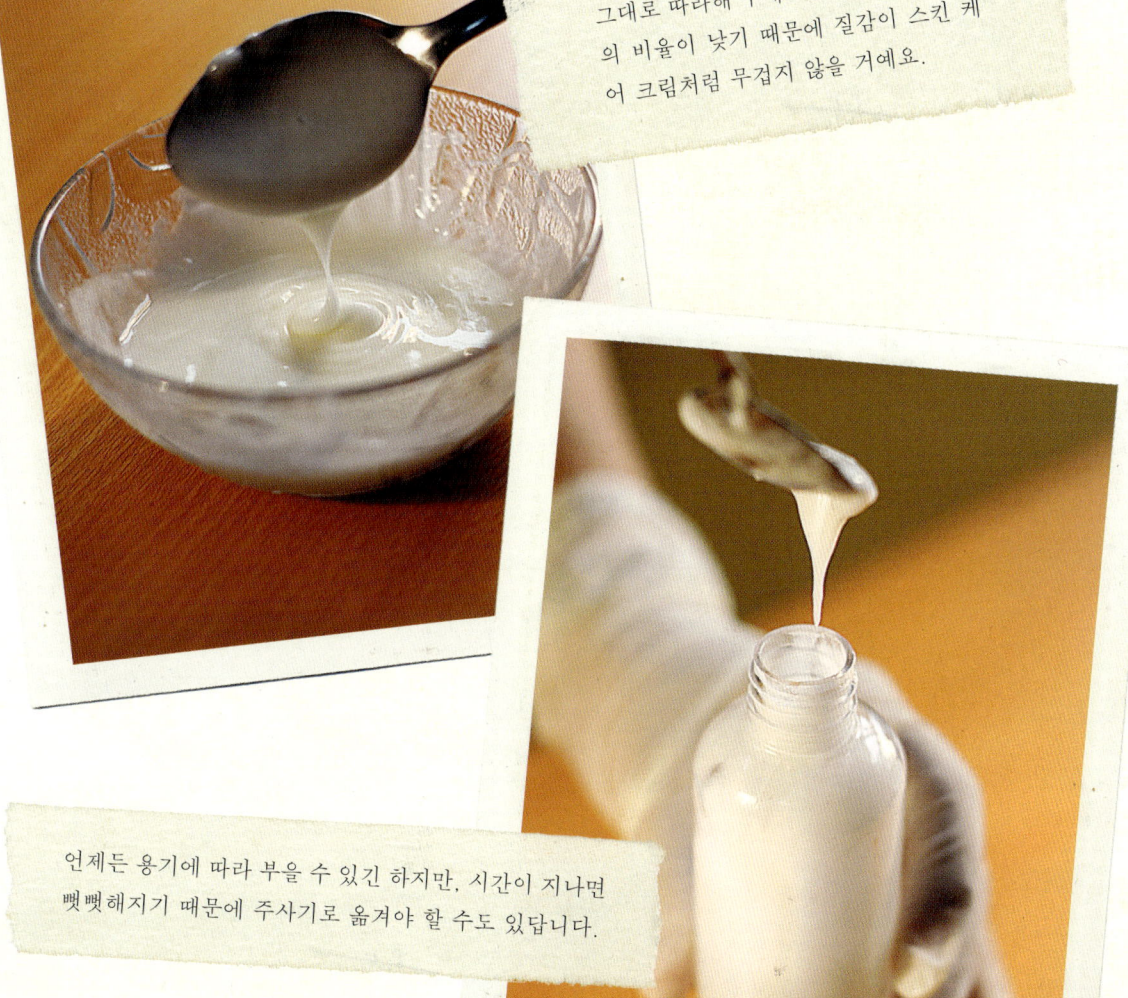

'겨울철 스킨 케어 크림'을 만드는 방식 그대로 따라해 주세요. 이멀시파잉 왁스의 비율이 낮기 때문에 질감이 스킨 케어 크림처럼 무겁지 않을 거예요.

언제든 용기에 따라 부을 수 있긴 하지만, 시간이 지나면 뻣뻣해지기 때문에 주사기로 옮겨야 할 수도 있답니다.

보디 로션과 보디 크림

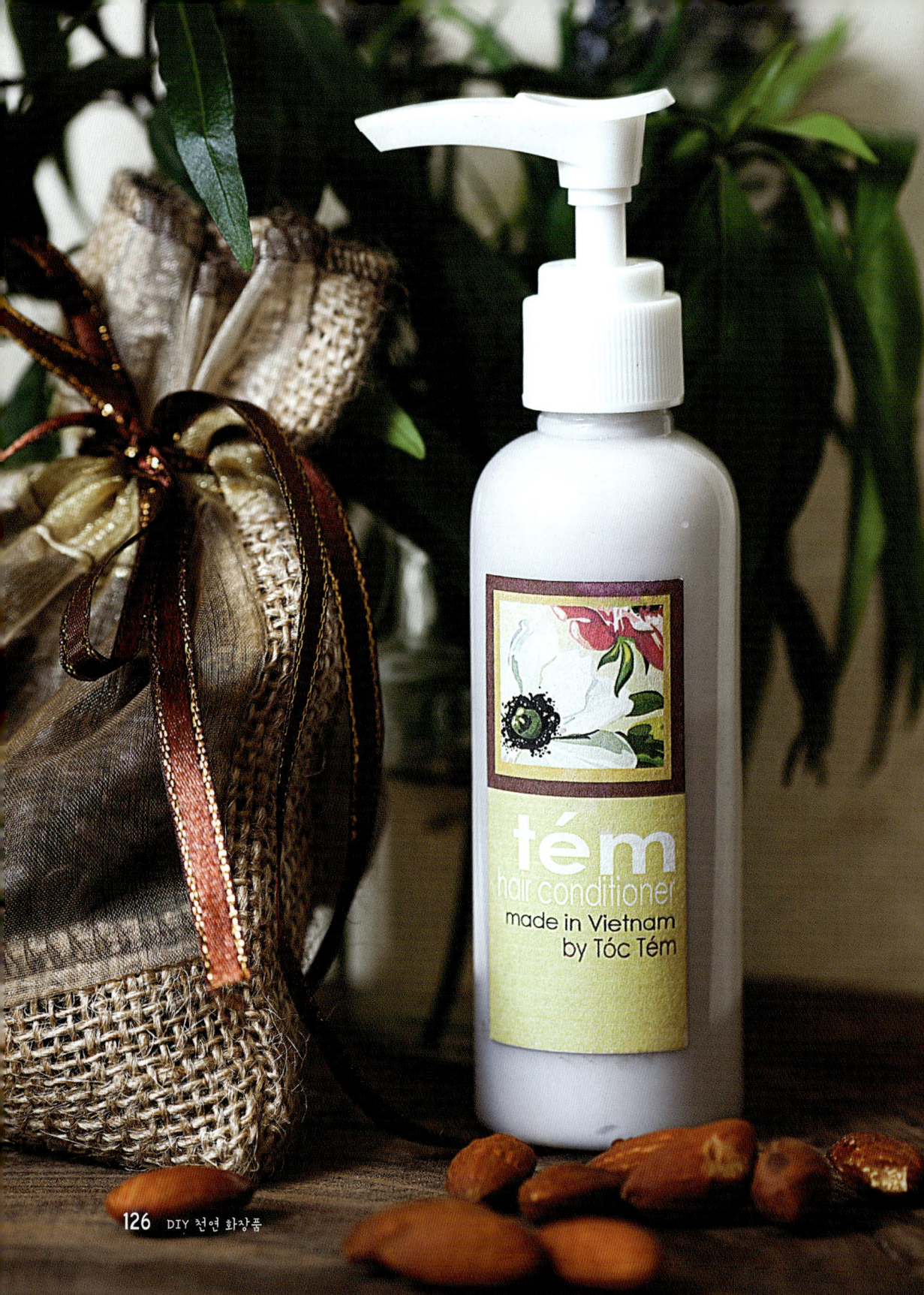

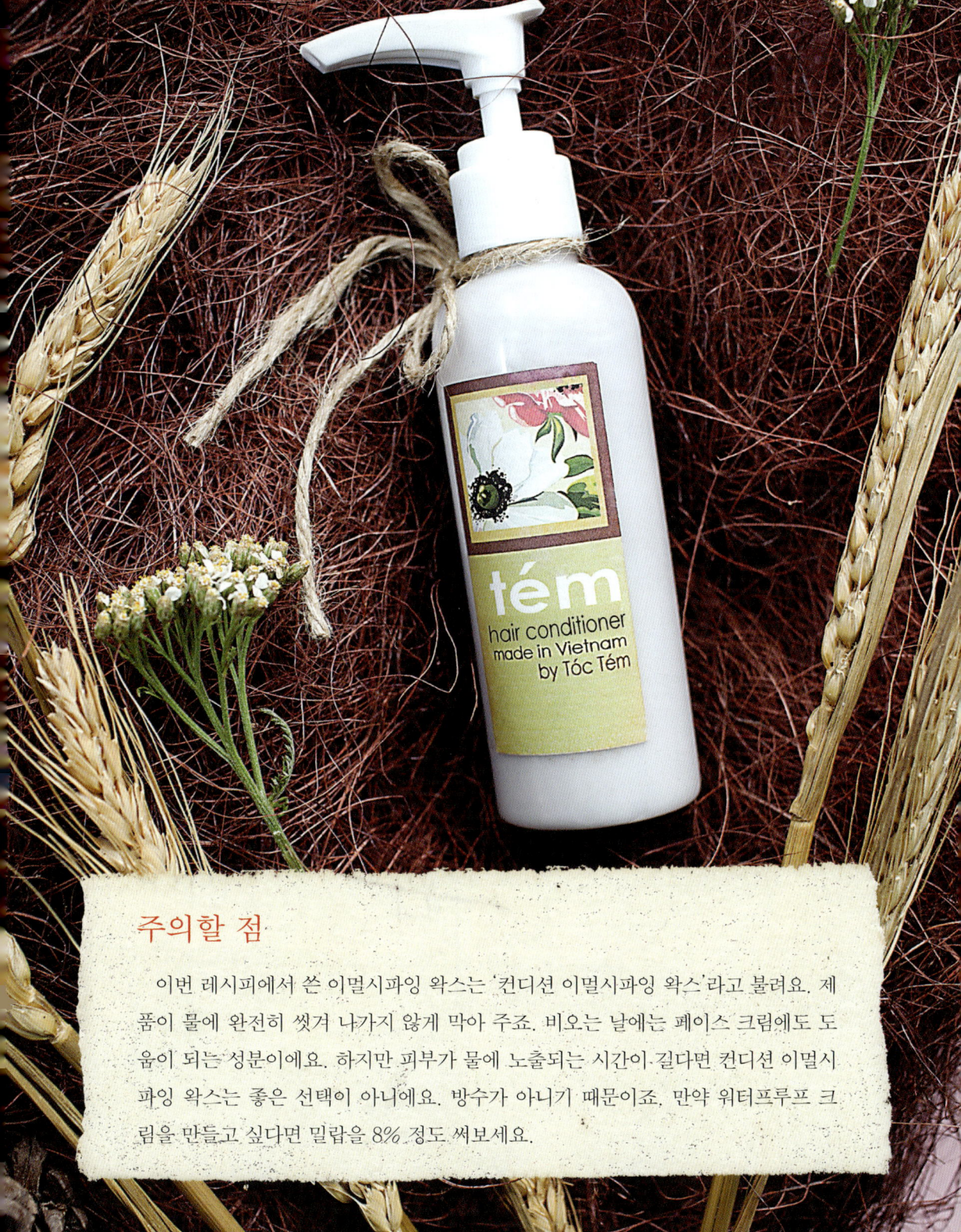

주의할 점

    이번 레시피에서 쓴 이멀시파잉 왁스는 '컨디션 이멀시파잉 왁스'라고 불려요. 제품이 물에 완전히 씻겨 나가지 않게 막아 주죠. 비오는 날에는 페이스 크림에도 도움이 되는 성분이에요. 하지만 피부가 물에 노출되는 시간이 길다면 컨디션 이멀시파잉 왁스는 좋은 선택이 아니에요. 방수가 아니기 때문이죠. 만약 워터프루프 크림을 만들고 싶다면 밀랍을 8% 정도 써보세요.

보디버터 *Body butter*

난이도 : ♥♥♥♡♡
소요시간 : 30 분
수량 : 1개

보디 버터 레시피는 스킨 케어 크림과 립밤의 레시피를 절묘하게 섞었다고 볼 수 있어요. 립밤과 들어가는 재료가 거의 같거든요. 즉, 보디 버터에 물이나 방부제가 들어가지 않는다는 뜻이죠. 또, 자연친화적이며 먹을 수 있는 보디 버터라는 말이에요. 겨울철에 건조하고 튼 피부에 보디 버터가 좋은 선물이 되어 줄 거예요.

보디 버터에는 2가지 기초 성분이 들어 있어요. 버터와 오일이죠. 오일은 피부에 풍부한 영양소를 제공하고, 버터는 제품의 형태를 잡아 줍니다. 왁스를 추가해도 좋아요. 왁스는 제형을 더욱 단단하게 만들어 줍니다. 양을 선택하여 넣으면 됩니다.

오일과 버터를 풍부하게 넣으면 몸에 쓰기 좋은 보디 버터를 만들 수 있습니다. 마사지를 하면 피부가 그 모든 효능을 흡수할 거예요.

* 레시피

재료	중량 및 개수	비율
시어 버터	40 g	50%
코코넛 오일	15 g	18.75%
팜 오일	10 g	12.5%
호호바 오일	10 g	12.5%
아보카도 오일	5 g	6.25%
라벤더 에센셜 오일	5 방울	
100ml 용기	1개	

도구와 장비 : 스터링 스푼, 유리볼, 저울, 핸드믹서, 전자레인지

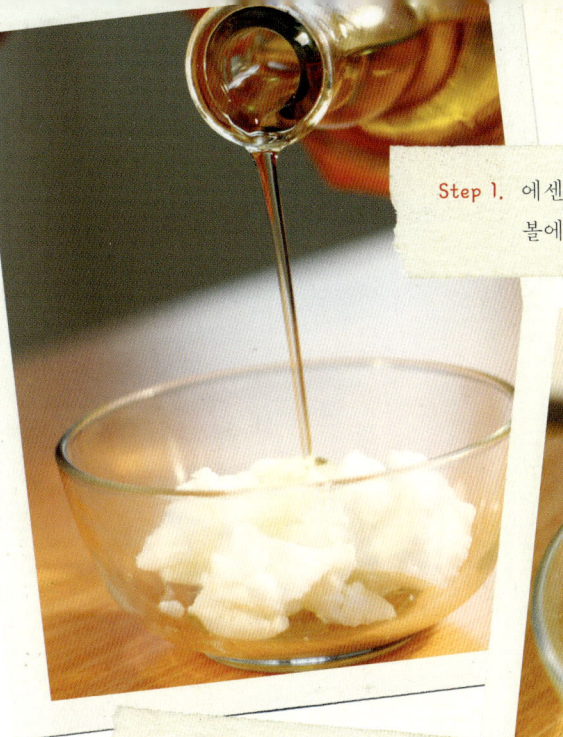

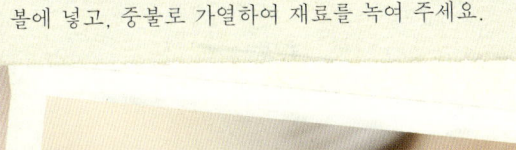

Step 1. 에센셜 오일을 제외한 모든 재료를 계량하여 유리 볼에 넣고, 중불로 가열하여 재료를 녹여 주세요.

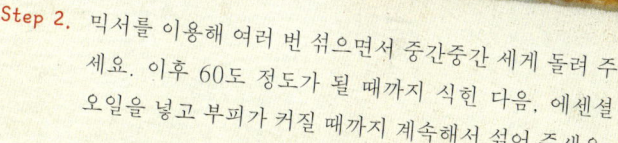

Step 2. 믹서를 이용해 여러 번 섞으면서 중간중간 세게 돌려 주세요. 이후 60도 정도가 될 때까지 식힌 다음, 에센셜 오일을 넣고 부피가 커질 때까지 계속해서 섞어 주세요.

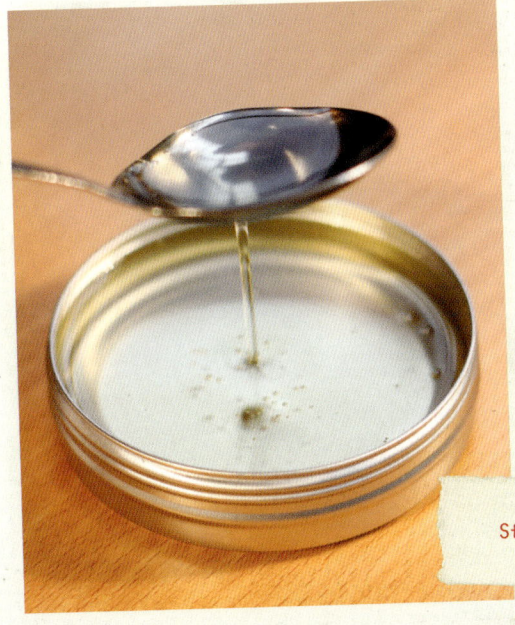

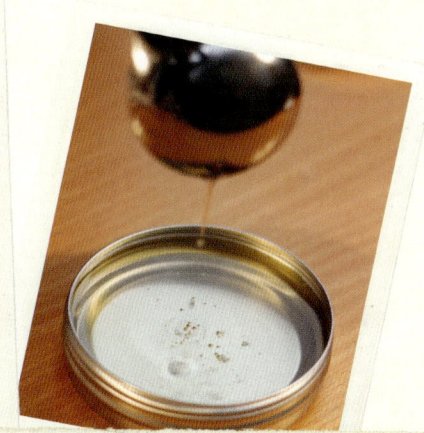

Step 3. 완성된 보디 버터를 용기에 넣습니다..

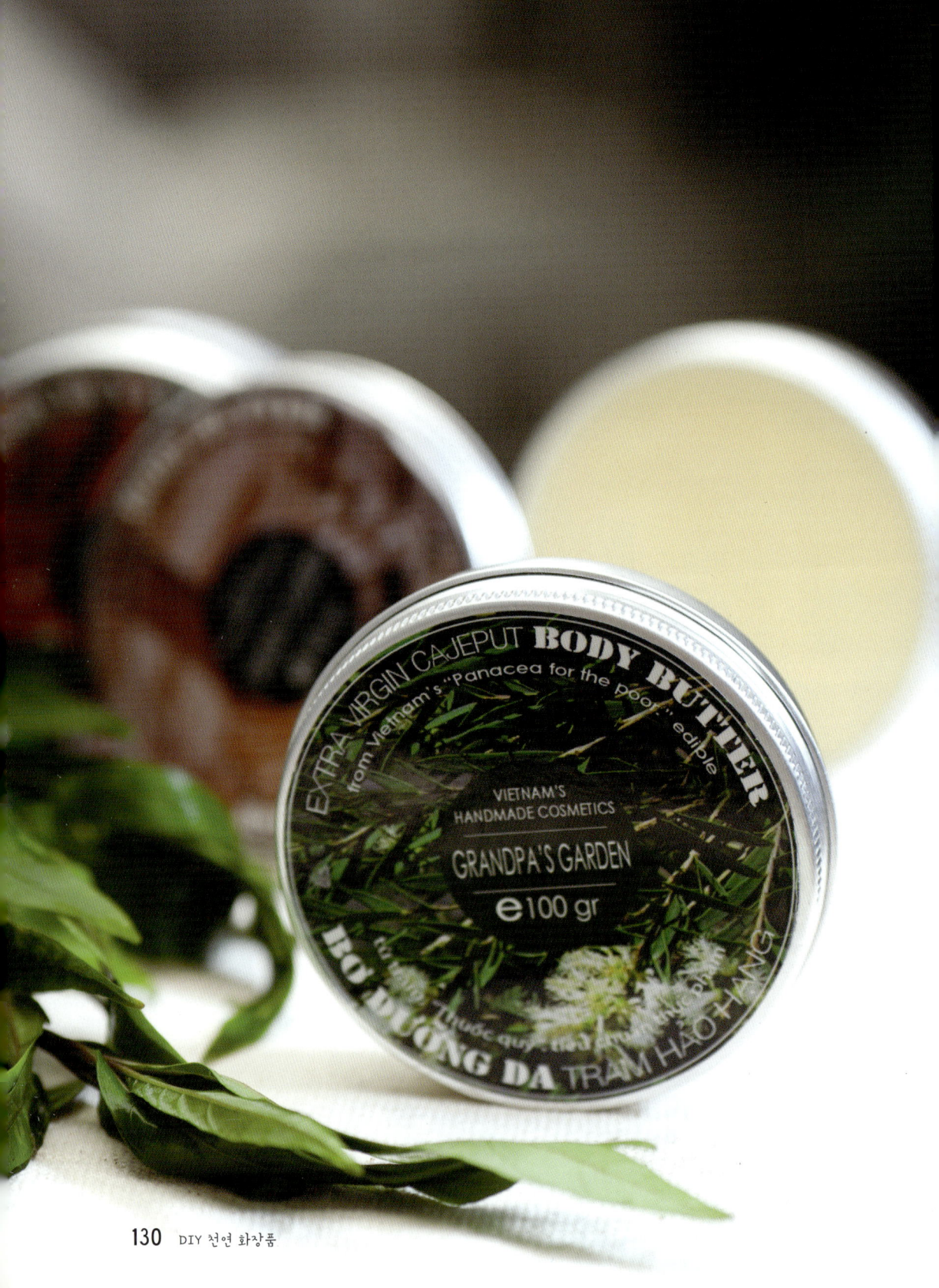

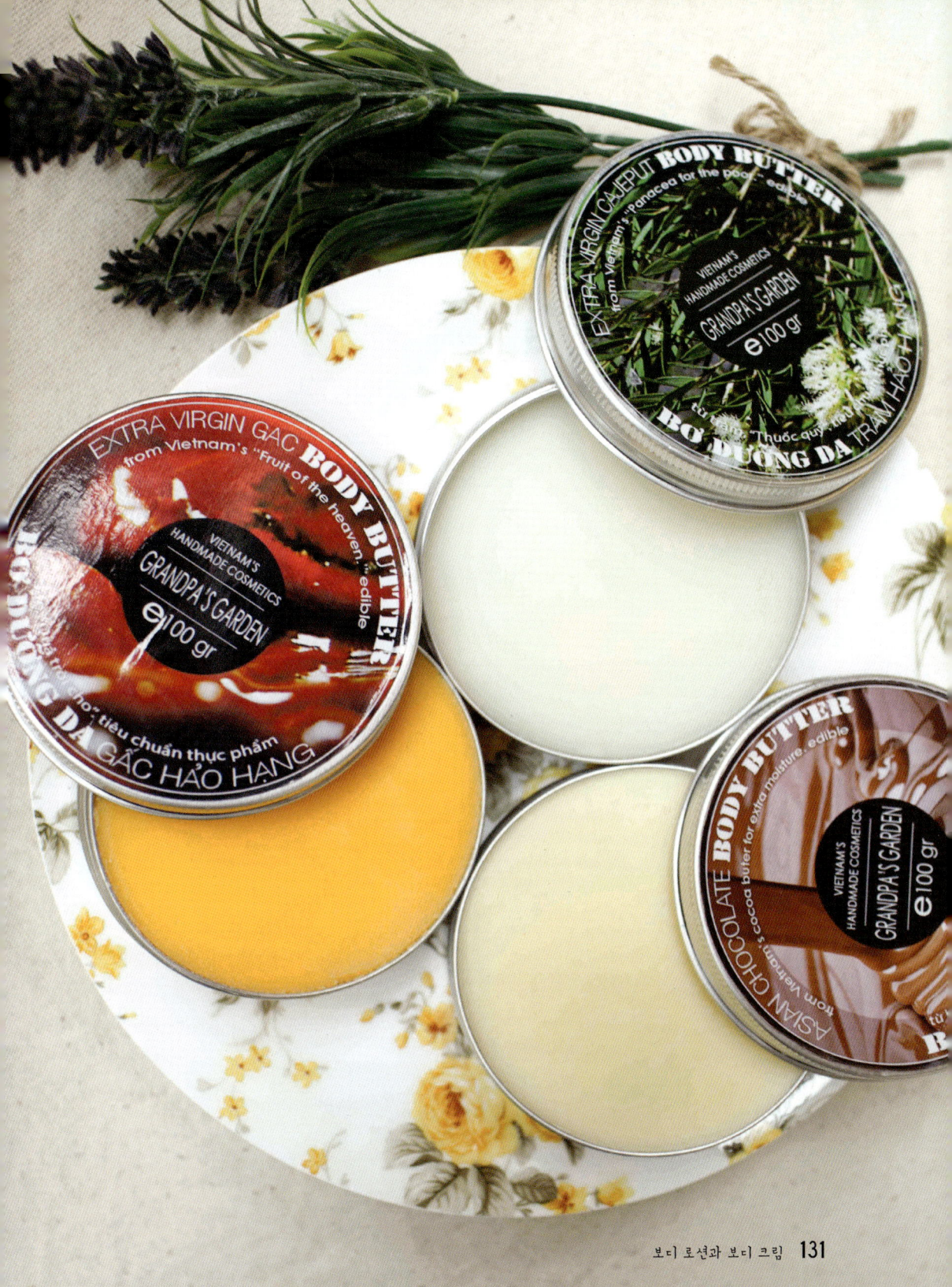

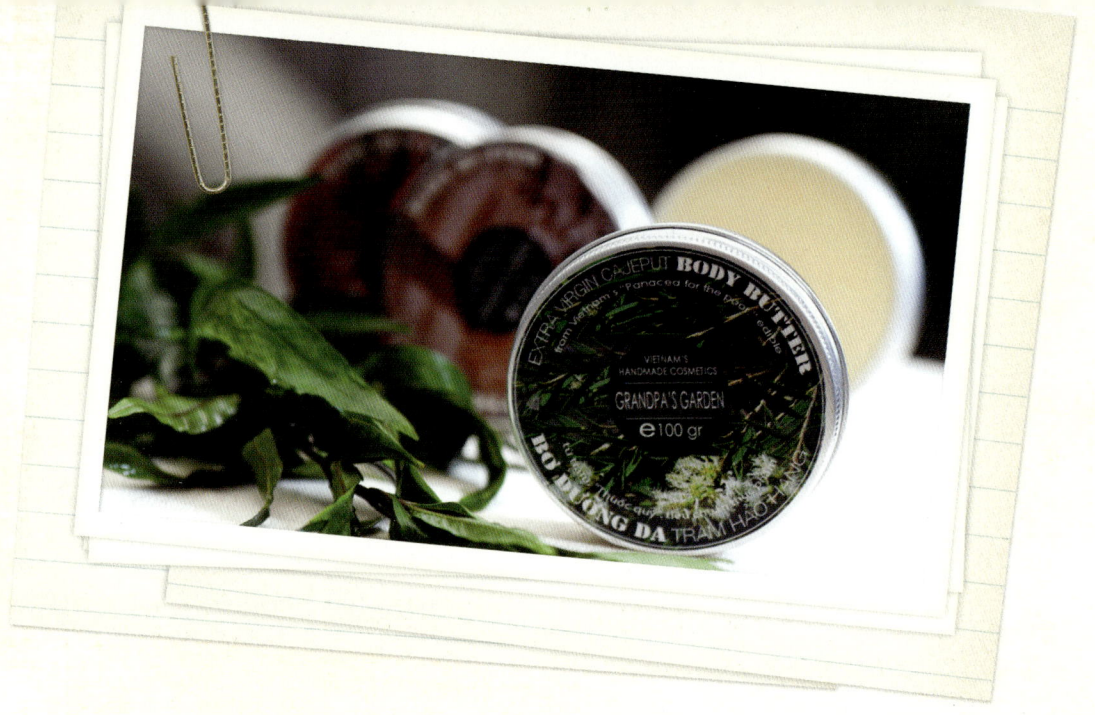

레시피 Q&A

문제	원인	해결책
향이 너무 가볍거나 진해요.	아마 비율이 문제인 것 같군요. 프레그런스가 레시피보다 너무 적거나 많이 들어간 게 아닐까요? 아니면 프레그런스를 60도 이상 가열해서 그럴 수도 있지요.	프레그런스의 효과를 실험하는 용도로 작은 용량을 만들어 보세요. 다시 한 번 말하지만 60도 정도가 가장 완벽한 온도랍니다!
보디 버터가 마치 얼음처럼 녹아 버려요.	보디 버터는 일반적으로 녹는점이 낮아요. 30도 이상의 날씨나 더운 여름철에는 보디 버터가 아예 녹아서 액체가 될 수도 있어요.	식물성 버터를 쓰도록 하세요. 단단한 식물성 버터와 팜 오일처럼 중간 또는 무거운 느낌이 드는 것을 선택하세요. 레시피에 왁스를 추가하면 제형이 단단해진답니다.

문제	원인	해결책
크림·로션이 너무 기름 범벅이에요.	오일 비율이 높거나 잘못된 오일을 선택하면 번들거릴 수 있어요. 올리브 오일, 피마자 오일 등, 점도가 높은 오일을 피하세요. 피부에 느리게 흡수되거든요.	화장품을 만드는 과정에서 온도가 너무 높다면 물을 더 넣고, 사이클로메티콘을 2~3% 정도 넣고 잘 섞어 주세요. 식으면 더 이상 수정할 수 없어요. 그럴 땐 다음번에 다시 시도해 보세요.
왜 크림에 층이 생기죠?	유화되는 과정에서 오일-왁스 용액과 물이 만났을 때 이런 문제가 발생하죠. 그게 아니라면 첨가물을 추가했을 때도 문제가 일어날 수 있어요.	오일과 물이 만나는 타이밍을 기억하세요. 이 두 액체는 70~80도에서 결합해야 하고 온도차가 30도 이상 나면 안 돼요. 그리고 바로 잘 섞어야 합니다. 베이스가 따뜻해졌을 때만 첨가물을 넣어야 해요. 방부제를 넣지 않아도 된다면, 가열하고 섞는 과정을 다시 신중하게 해보세요.
	이멀시파잉 왁스의 양이 너무 적어서 그럴 수 있어요.	방부제를 넣지 않은 베이스와 이멀시파잉 왁스, 오일이 들어 있는 볼을 가열해 주세요. 녹으면 두 용액을 잘 섞어 줍니다.
피부 튼 데에 전혀 효과가 없어요.	모든 오일이 효능을 동일하게 지니고 있진 않아요. 현명하게 오일을 선택하고 적당한 오일의 함유량을 지켜야 효능을 볼 수 있죠. 하지만 보디 크림이 모든 것을 치유하지는 않아요. 먼저 병원에 가서 이전에 피부 질환이 있었는지 확인해 보세요.	화장품을 만드는 과정에서 제품이 식어서 충분히 따뜻해졌다 싶을 때 적당히 오일을 첨가해 주세요. 아무리 괜찮아 보여도 이 과정은 절대 빠뜨려선 안 됩니다!

문제	원인	해결책
피부가 땅기고, 공기가 안 통하는 것 같아요.	일부 성분이 흡수되는 데 느려서 그럴 수 있어요. 예를 들어 밀랍, 올리브 오일, 피마자 오일, 식물성 버터 등이 그렇지요.	물을 더 많이 넣고, 흡수가 빠른 재료로 바꿔 보는 건 어떨까요?
크림 속에 작은 알갱이나 덩어리가 있어요.	왁스 덩어리입니다. 이미 안정된 베이스에 왁스가 더 들어가면 흔히 볼 수 있는 현상이죠.	베이스가 완성되면 왁스를 더 넣지 마세요. 레시피 그대로 따라해 보세요.
	식물성 버터는 '크리스털화'라고 부르는 과정으로 인해 작은 덩어리들이 생길 수 있어요.	전자레인지가 아니라, 뜨거운 오일로 자연스레 녹도록 내버려 두세요. 하지만 식물성 버터가 들어간 제품은 빨리 굳을 수 있도록 냉장 보관해 주세요.
에멀션에 곰팡이가 생겼어요.	좋지 않은 방부제를 썼나 봐요(세균만 억제하는 방부제를 쓴 경우). 대부분의 방부제들이 과하게 뜨거운 용액, 예를 들어 60도 이상의 용액에서 효능을 잃어요. 또는 적당한 환경에서 보관하지 않아서 그럴 수도 있어요. 모든 제품들은 반드시 사용기한 전에 써야 합니다.	건강을 위해서 던져 버리세요.
앗 손이 미끄러져서 방부제를 너무 많이 넣어 버렸어요.		당황하지 마세요! 방부제를 빼고 다시 만들거나 가장 최근에 만들고 있는 제품과 섞으면 됩니다.

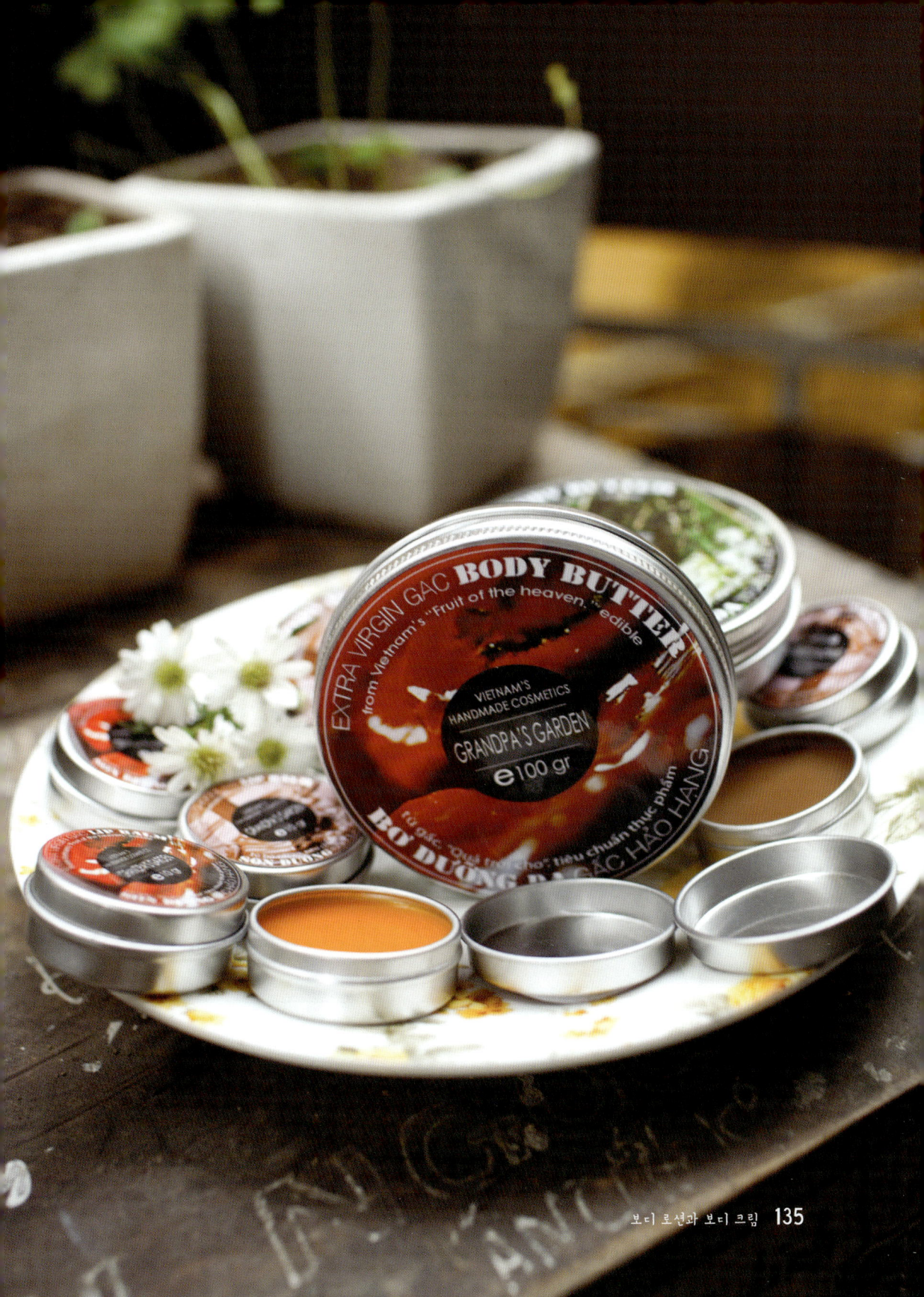

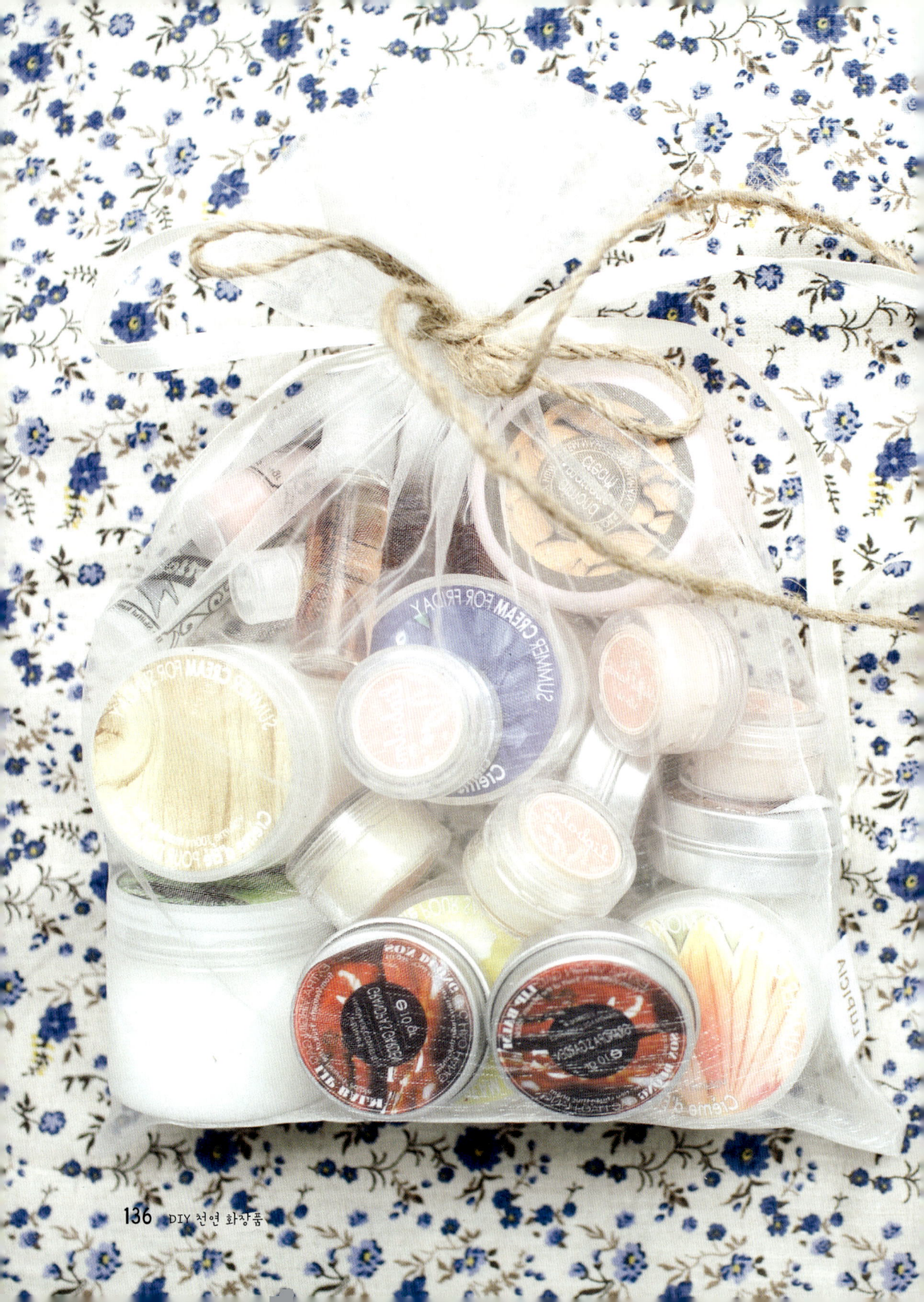

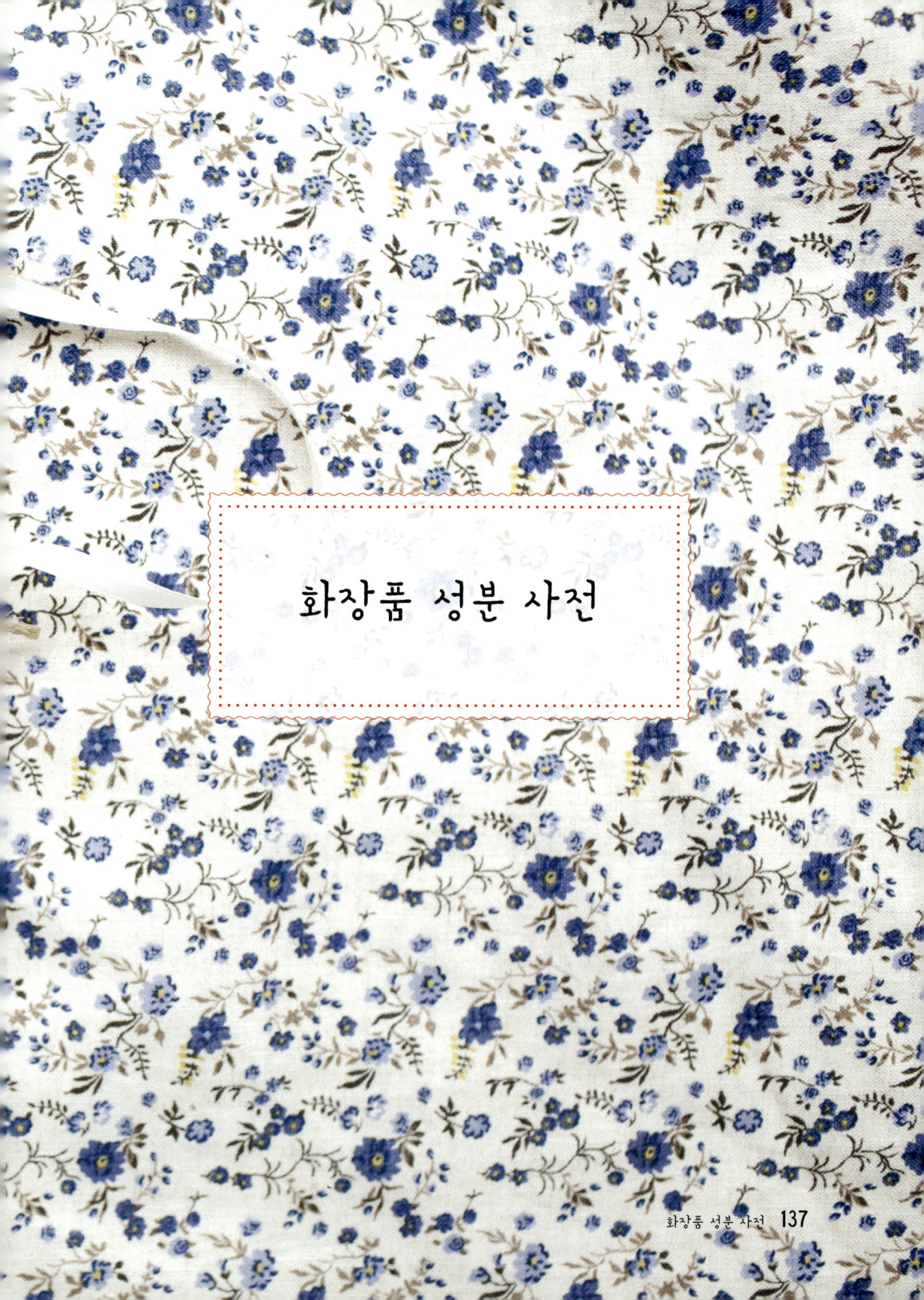

화장품 성분 사전

감초 추출물

INCI명: Glycerin, Water, Glycyrhiza Gla bra Root Extract

효능: 피부톤을 밝게 해주고, 홍조, 부기, 가려움을 완화하며 염색한 두발을 보호해 준다.

사용법: 모든 피부 타입에 적합하다. 하지만 햇볕에 민감하므로 밤에 사용하는 것이 좋다 (낮에 감초 추출물이 들어간 제품을 사용하면 반드시 자외선 차단제를 바르자). 60도 이하에서 혼합이 가능하다.

글리세린

INCI명: Glycerin

효능: 보습 효과가 있으며 피부를 부드럽고 매끄럽게 해준다.

사용법: 모든 피부 타입에 적합하며 5% 이상 사용하면 끈적일 수 있다.

데오드란트 첨가물

INCI명: Saccharomyces Ferment, Potassium Sorbate, Sodium Benzoate

효능: 몸이나 방에서 나는 악취를 새로운 향으로 채워 준다.

사용법: 몸에는 2~3%, 룸 스프레이에는 3~5%를 사용하며, 60도 이하에서 혼합한다.

라벤더 오일

INCI명: Lavandula Angustifolia Oil

효능: 여드름, 벌레 물린 데, 흉터를 완화시켜 준다. 공기 청정 효과 등과 함께 마음을 안정시켜 준다.

사용법: 임산부나 수유 중인 산모, 남자아이, 저혈압이나 간질이 있고, 체온이 높은 사람은 피하는 것이 좋다. 60도 이하에서 혼합한다.

라이스 브랜 오일

INCI명: Oryza Sativa Oil

주요 성분: 비타민E, 비타민 B군, PP군

효능: 피부톤을 맑게 해주고, 자외선으로부터 피부를 보호한다. 주름 개선, 피부 탄력 개선, 콜라겐 생성 촉진, 염증 완화 등의 효과가 있다.

사용법: 모든 피부 타입에 적합하며 흡수가 잘 된다.

로즈마리 오일

INCI명: Rosmarinus Offinicalis Leaf Oil

효능: 피부 노화를 줄여 주고 항균, 살균 효과가 있다. 마사지 시 통증을 줄여 주고, 모발 성장을 촉진한다.

사용법: 모든 피부 타입에 적합하다

밀랍

INCI명: Cera Alba

효능: 항염증제로 사용된다. 화장품이 물에 완전히 씻겨 나가지 않도록 유화제로 작용하며, 화장품의 형태를 잡아 주는 역할을 한다.

사용법: 지성 피부를 뺀 나머지 피부 타입에 모두 잘 맞는다. 고온에서 잘 녹기 때문에 화상에 유의해야 한다.

비타민B_3

INCI명: Niacinamide

효능: 색소 침착과 다크 스팟을 방지하여 피부를 밝게 해준다. 피부에 수분을 보충해 주며 콜라겐과 세라마이드 생성을 촉진한다. 또한 피부의 탄력을 높여 준다.

사용법: 모든 피부 타입에 적합하다

비타민E

INCI명: Tocopheryl Acetate

효능: 주름 등 노화를 늦춰 주며 피부에 수분을 보충한다.

사용법: 모든 피부 타입에 적합하다

비타민K₂
INCI명: Metaquinone-7

효능: 흉터 등을 치유하며 눈 밑을 환히 밝히는 효과가 있다.

사이클로메티콘
INCI명: Cyclomethicone

효능: 건조하고 기름기 없는 마무리를 위해 쓰인다. 향수 용매로 작용한다.

사용법: 모든 피부 타입에 적합하다.

산화아연
INCI명: Zinc Oxide

효능: 자외선과 환경에 의한 여러 해로운 요소들로부터 피부를 보호하는 데 탁월하다. 색소의 베이스로도 쓸 수 있다.

사용법: 모든 피부 타입에 적합하다.

소이빈 왁스
INCI명: Glycine Soja Wax

소이빈 오일을 만드는 과정에서 나온 결과물이다. 소이빈 오일의 많은 효능을 갖고 있기 때문에 화장품뿐 아니라, 식재료로도 널리 사용된다.

주요 성분: 비타민E

효능: 피부톤을 개선하고 피부를 부드럽고 촉촉하게 만들어 준다. 부드럽기 때문에 화장품에 첨가해도 많은 영향을 미치지 않는다.

사용법: 모든 피부 타입에 적합하며 저온에서도 잘 녹는다.

스위트 아몬드 오일
INCI명: Prunus Amygdalus Dulcis Oil

주요 성분: 비타민 D·E·K, 마그네슘, 칼슘

효능: 주근깨, 다크서클, 햇볕에 탄 피부를 완화시켜 준다. 탈모 방지(일주일에 2번 아몬드 오일로 마사지를 해주었을 경우), 염증 방지, 피부 염증 완화 등의 효과가 있다.

사용법: 모든 피부 타입에 적합하며 빨리 흡수된다. 아몬드에 알레르기가 있는 사람들은 피하는 것이 좋다. 다른 견과류에 알레르기가 있는 사람도 주의하여 사용해야 한다.

시어 버터
INCI명: Butyrospermum Parkii Butter

주요 성분: 비타민 A·E, 미네랄

효능: 해로운 자외선으로부터 피부를 보호하는 코팅 막을 형성하며, 피부 탄력과 회복을 증진시켜 준다. 화상과 습진을 치유하는 데 좋다.

사용법: 복합성, 건성 피부 등, 성인 피부에 적합하다. 피부에 바르면 녹지만, 흡수는 느리다. 화장품을 만들 때 중불에서 빠르게 식기 때문에 덩어리질 우려가 적어서 주로 쓰이는 편이다.

아보카도 오일
INCI명: Persea Gratissima Oil

주요 성분: 비타민 A·D

효능: 피부에 영양분과 수분을 공급하고 콜라겐 생성을 촉진한다. 주름 방지 및 피부 회복에 도움을 준다.

사용법: 모든 피부 타입에 사용 가능하며, 특히 민감성, 건성 피부에 효과적이다. 빨리 흡수되는 편이다.

알코올
INCI명: Isopropyl Alcohol

효능: 물과 오일이 유화하는 것을 도와주며 프레그런스의 효과를 증진시킨다. 함유량을 높이면 방부제 역할도 한다.

사용법: 민감하고 악건성인 피부에는 좋지 않다.

옥수수 전분
INCI명: Zea Mays Starch

효능: 수분을 흡수하여 피부를 건조하게 만든다. 땀띠약 재료로 쓰이는 탤컴파우더(talcum powder)와 같은 효능을 갖고 있다.
사용법: 모든 피부 타입에 적합하다.

올리브 오일
INCI명: Olea Europaea Oil
주요 성분: 비타민E, 오메가3
효능: 피부 재생, 자외선 차단 및 주름 억제 효과가 있다. 얼굴의 산·염기 균형에 도움을 주며, 피부 염증과 벌레 물린 곳을 완화시켜 준다.
사용법: 지성 타입을 뺀 나머지 피부 타입에 모두 적합하며 흡수가 느리다.

유화제(액체)
INCI명: Polysorbate-20
효능: 가벼운 오일을 물에 용해시키는 에멀션을 형성한다.
사용법: 유화제와 오일의 비율을 1:1에서 4:1로 조절해야 효과적이며, 총 20%를 넘겨서는 안 된다. 잘 섞는 것이 중요하다.

이멀시파잉 왁스(유화제, 유연제)
INCI명: Cetearyl Alcohol, Ceteareth-20
효능: 5% 이상 사용하면 오일과 기름을 유화시킬 수 있다. 피부에 부드럽고 실크 같은 느낌을 준다.

정제수
INCI명: Aqua, Water
효능: 오일이 들어간 제품의 오일 비율이 과하지 않도록 도와준다. 방부제와 다른 재료가 잘 섞이도록 해준다.
사용법: 모든 피부 타입에 적합하다.

카렌듈라 추출물
INCI명: Caprylic Triglyceride, Calendula Officinalis Flower Extract
효능: 가려움과 민감한 피부를 진정시켜 준다. 아기 피부에도 좋다. 머리색을 밝게 해주는 효과가 있다.
사용법: 모든 피부 타입에 적합하다. 60도 이하에서 혼합한다.

칸데릴라 왁스
INCI명: Euphorbia Cerifera Wax
효능: 화장품 제형을 만드는 데 탁월하다. 반짝이고 미끄러지는 듯한 효과를 준다.
사용법: 모든 피부 타입에 적합하다.

컨디셔닝 이멀시파잉 왁스
INCI명: Behentrimonium Methosulfate, Cetearyl Alcohol, Butylene Glycol.
효능: 5% 이상 쓰면 오일과 기름을 유화시킬 수 있다. 물로 잘 지워지지 않고, 화장품이 물에 완전히 씻겨 나가지 않도록 해준다. 피부를 부드럽게 해준다.
사용법: 모든 피부 타입에 적합하다.

코코넛 오일
INCI명: Cocos Nucifera Oil
주요 성분: 비타민E
효능: 노화를 방지하고 튼 살 관리에 도움을 준다. 항균 효과(치아 부식과 인후염을 일으키는 세균 포함), 비듬 방지, 모발 성장 촉진, 통증 완화 등의 효과가 있다.
사용법: 모든 피부 타입에 적합하며 빨리 흡수된다. 기온에 따라 형태가 달라질 수 있기 때문에 30% 이하로 사용하는 것이 좋다.

코코아 버터
INCI명: Theobroma Cacao Butter
주요 성분: 비타민E

효능: 피부에 코팅 막을 형성해 주며, 피부 재생, 혈액 순환에 도움을 준다. 튼 살 방지에 탁월하다.

사용법: 복합성, 건성, 노화 피부에 적합하다. 피부에 바르면 녹지만, 흡수는 느리다. 일반적으로 립밤이나 보디 크림에 천연 초콜렛향을 넣기 위해 사용된다. 기온에 따라 층이 분리되는 현상을 보인다.

탄산수소나트륨

INCI명: Sodium Bicarbonate

효능: 얼룩을 제거하고 냄새 제거에 탁월하다.

사용법: 민감성, 아기 피부에 쓰지 않도록 하며, 많이 넣으면 피부가 건조해질 수 있다.

티트리 오일

INCI명: Melaleuca Alternifolia Leaf Oil

효능: 여드름 치유, 염증 완화, 모공 수축 효과가 있다. 두피의 비듬과 이를 방지하고, 몸에 뿌리면 모기나 다른 벌레가 무는 것을 막을 수 있다.

사용법: 모든 피부 타입에 적합하며 60도 이하에서 혼합한다.

팜 오일

INCI명: Elaeis Guineensis Oil

주요 성분: 비타민 A·E·D·K

효능: 피부를 부드럽게 해주고, 주름, 다크서클, 잡티 제거에 탁월하다. 다양한 스킨 케어, 헤어 케어 제품에 사용된다.

사용법: 모든 피부 타입에 적합하나. 흡수는 느리다.

페노닙

INCI명: Phenoxyethanol, Methylparaben, Ethylparaben, Butylparaben, Propylparaben, Lsobutylparaben

효능: 세균, 곰팡이, 진균 성장을 억제한다.

사용법: 모든 피부 타입에 적합하며 60도 이하에서 혼합한다.

프레그런스

INCI명: Fragrance

효능: 좋은 향기를 뿜어내며, 기분을 좋게 해 준다.

사용법: 모든 피부 타입에 적합하며 60도 이하에서 혼합한다.

피마자 오일

INCI명: Ricinus Communis Oil

효능: 여드름, 버짐, 찰과상, 피부 염증을 완화시켜 주고, 보습 효과가 있다. 화장품에 넣으면 윤기를 더하며, 속눈썹을 길고 풍성하게 하는 데 도움을 준다.

사용법: 약 10% 정도를 썼을 때 모든 피부 타입에 적합하다. 천천히 흡수되며 임산부는 절대 쓰지 않도록 한다.

호호바 오일

INCI명: Simmondsia Chinensis Oil

세상에서 가장 건조한 천연 오일로 알려져 있다. 오일이라기보다는 왁스에 가까우며, 사람의 피지와 가장 가까운 성질을 띤다. 피부에 발랐을 때 피부가 피지로 착각하게 만들어 피지 분비를 조절해 준다.

주요 성분: 비타민E

효능: 피부를 부드럽게 해주고, 주름과 다른 피부 노화 증상들을 줄여 준다. 과다한 기름 생성을 막아 주고 산·염기의 균형을 잡아 준다.

사용법: 모든 피부 타입에 적합하다. 기름기가 남은 듯한 느낌 없이 빨리 흡수된다.

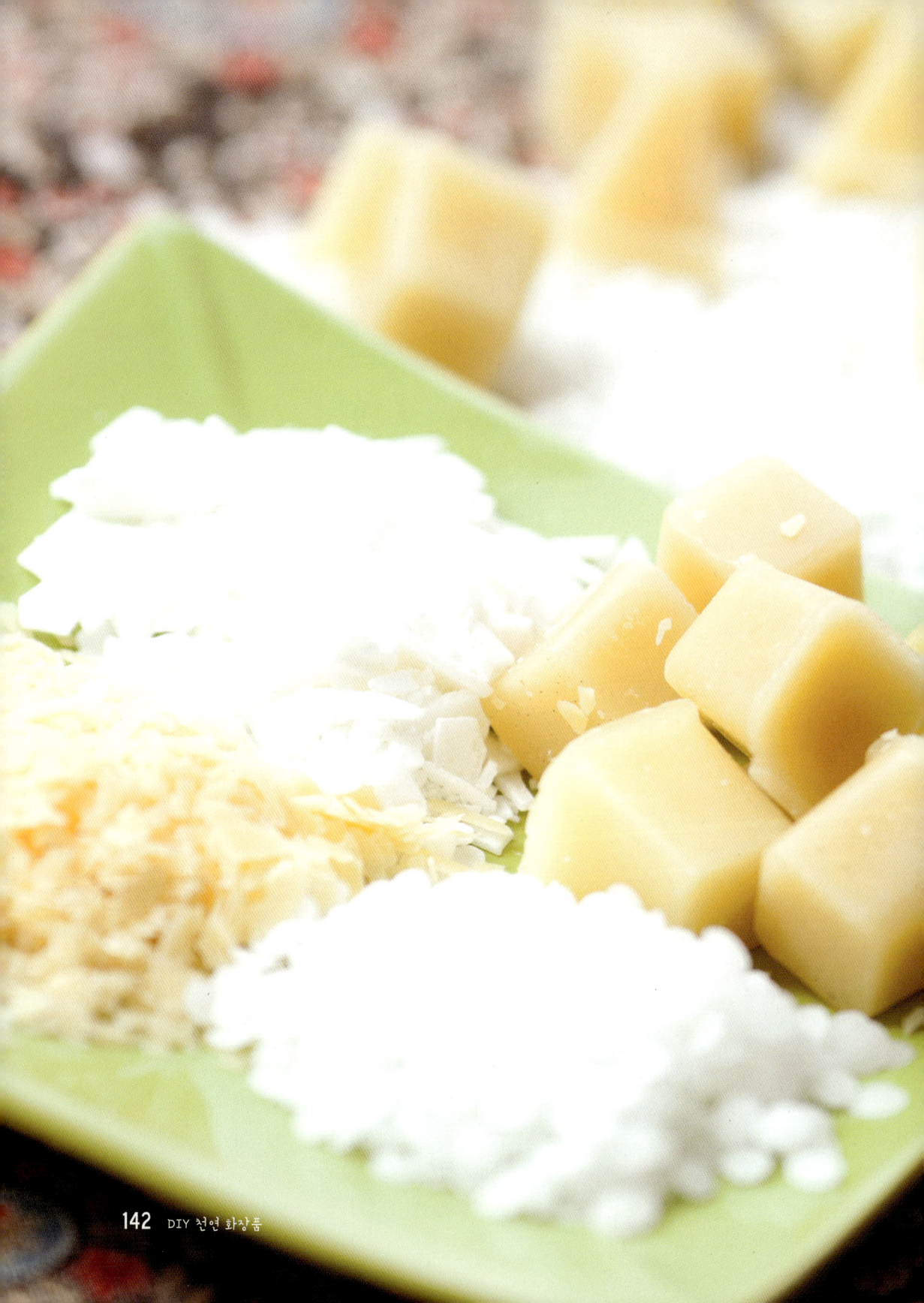

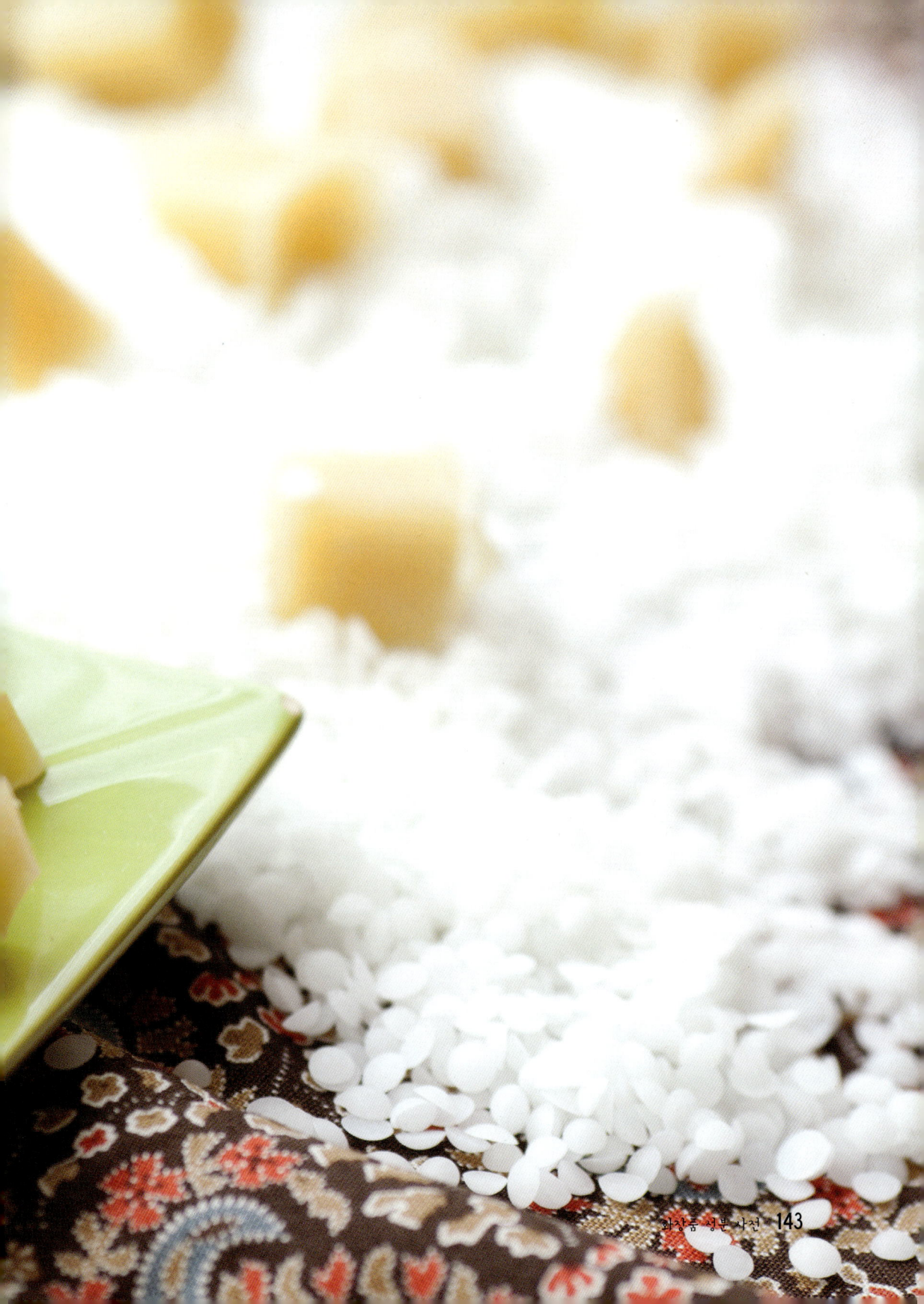

화장품 라벨에 성분은 어떻게 표기하나요?

일반적으로 화장품 성분은 INCI(International Nomenclature of Cosmetic Ingredients, 국제 화장품 성분 명명법)명으로 함유량에 따라 순서대로 표기하고 있어요. 즉, 앞에 쓰인 성분이 나중에 쓰인 성분보다 많이 들어가 있는 것이죠.

예를 한번 들어 볼까요?

* 립밤 레시피 *

재료	중량	비율
밀랍	13 g	25%
올리브 오일	19 g	38%
코코넛 오일	15 g	30%
피마자 오일	2 g	5%
바닐라향 오일	1 ml	2%

이 레시피에서 올바른 표기 순서는 올리브 오일, 코코넛 오일, 밀랍, 피마자 오일, 바닐라향 오일 순이죠.

국제 성분 표기로 하자면 Olea Europaea Oil, Cocos Nucifera Oil, Cera Alba, Ricinus Communis Oil, Fragrance로 씁니다.

연습으로, 성분의 올바른 목록을 만들어 보세요.

1. 성분 사전 페이지를 이용하여 이 책에 나와 있는 모든 레시피의 성분 라벨을 적어 보세요.
2. 여러분이 만든 레시피의 성분 목록을 만들어 보세요. 제품을 만들면 라벨을 실제로 사용할 수도 있답니다.
3. 스킨 케어 크림과 로션의 라벨에 나와 있는 첫 번째 성분을 보세요. 무엇인가요? 놀라셨나요?

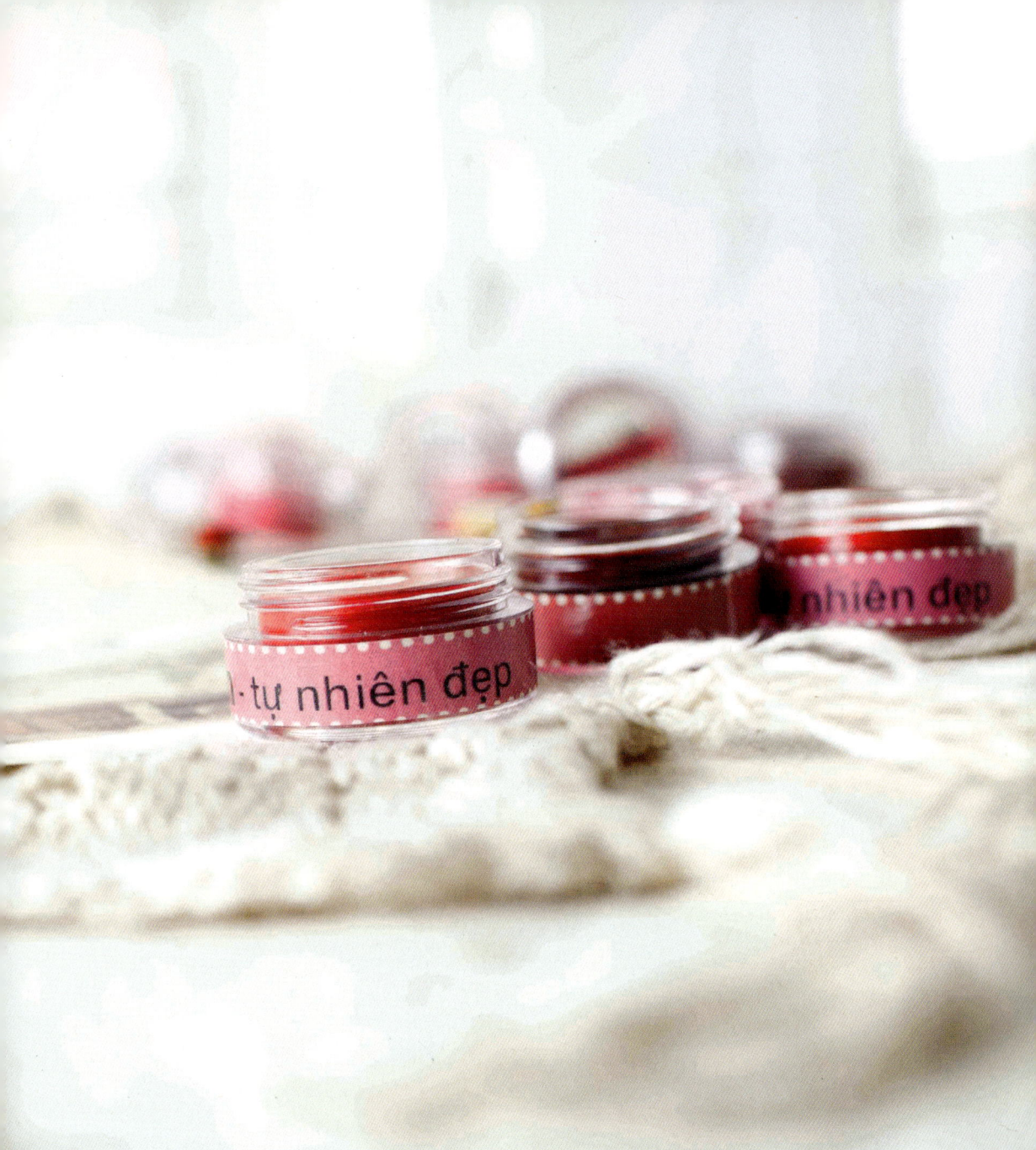

염증과 민감성 피부를 위한 팁!

염증과 알레르기 반응은 무엇이 다른가요?

누군가 스킨 케어 제품을 이용하고 원하지 않은 반응 때문에 고통 받을 때, 대부분의 사람들은 "알레르기가 생겼네"라고 말합니다. 하지만 실제로는 단지 염증일 뿐일 수도 있어요.

그렇다면 염증과 알레르기 반응의 다른 점은 무엇일까요?

간단히 말하자면 염증은 다혈질의 사람으로 비유할 수 있어요. 이런 사람들은 이유도 없이 가끔 화를 내곤 하지요. 때문에 이런 사람들을 대할 땐 조금 더 부드럽게 대해 줘야 하고, 가끔은 가만히 내버려 두어야 해요. 그래야 다시 진정하니까요. 반면, 알레르기는 환자와 같아요. 먼저 진단을 받아야 하고, 약도 먹어야 하는 데다가 관리도 반드시 해줘야 하거든요.

자, 이제 본격적으로 설명해 보겠습니다.

알레르기는 염증보다 심각한 증상을 말해요. 염증보다 치유되는 데 오랜 시간이 걸리죠. 예를 들어 염증은 며칠만 지나면 진정되고, 대개 피부에서 스스로 치유됩니다. 하지만 알레르기는 약을 먹어야 낫고, 대개 열흘 정도 치료를 받아야 해요.

염증은 화장품이 피부에 직접 닿은 곳에서 발생해요. 만약 입술에 립밤을 발랐는데 볼이 가렵다면, 볼에 염증이 생긴 이유가 립밤 때문은 아니겠지요? 하지만 알레르기는 또 다른 문제입니다. 알레르기는 화장품이 직접 닿지 않은 곳에서도 일어날 수 있어요. 예를 들어, 볼에 화장품을 발랐는데, 몸 전체가 간지럽거나 숨도 잘 쉬지 못할 수 있지요.

염증을 일으키는 제품들은 때때로 주의하며(조금씩) 쓰고 점점 적응하라고 당신에게 '가르칠 수도' 있어요. 하지만 알레르기는 그 제품을 더 이상 쓰지 못한다는 것을 의미해요. 따라서 알레르기를 일으킨 제품의 성분을 살펴보고, 어떤 것이 알레르기를 일으켰는지 찾아서 앞으로는 그것을 피해야 합니다.

만약 염증인지 알레르기 반응인지 확실하지 않다면 가장 좋은 방법은 피부과를 찾아가는 것이에요.

피부 염증을 다스리는 방법

염증은 짧게 갈 수도 있고, 오랫동안 지속될 수도 있는데 가끔은 피부에 영구적인 결과를 가져오기도 해요. 발진, 염증, 여드름, 여드름 후에 생기는 다크 스팟(수개월씩 피부에 남기도 해요), 심지어 기미(심각한 염증일 경우)가 생길 수도 있어요. 하지만 이게 다가 아닙니다. 나쁜 소식은 정말 미세한 원인으로 염증이 생길 수도 있다는 것입니다. 뜨거운 물, 차가운 물, 햇빛, 이발, 오염된 환경, 안 맞는 화장품과 스킨 케어 제품 또는 스킨 케어 방법, 그리고 가려운 부분을 긁는 행위도 염증으로 이어질 수 있지요. 염증은 가끔 아예 알아채지도 못할 때 일어나기도 합니다. 또한 조금씩 축적될 수 있지요. 자신도 모르는 사이에 잠깐 썼던 화장품으로 염증이 난 것을 뒤늦게 안 적이 있나요?

피부의 면역력이 약해서 알맞은 상태를 유지할 수 없을 때 바로 염증 피부가 됩니다. 염증이 날 때 많은 사람들은 피부에 아무것도 바르지 않는 것이 최선이라고 생각하죠. 하지만 염증 피부는 다혈질의 사람과는 약간 다릅니다. 스스로 통제하기 어려운 것은 똑같지만, 적당히 진정시켜 주면 쉽게 가라앉지요. 그렇기 때문에 염증 피부를 치료하는 것은 그렇게 복잡한 일이 아니에요.

피부 염증은 흔히 일어나는 일이지만 보통 빨리 회복됩니다. 예를 들어 뜨거운 기름이 손가락에 튀면 굉장히 가렵지요? 그럴 땐 찬물에 몇 분 동안 손가락을 담그면 금방 가려움이 멎을 수 있습니다. 피부 진정 제품의 효과는 단 며칠 후면 대부분 눈으로 결과를 확인할 수 있어요. 그러나 염증이 난 후 얼마 동안은 피부가 약한 상태이기 때문에 민감성 피부를 위한 치료를 조금 더 해야 합니다. 만약 피부에 염증이 자주 일어나면 면역력이 크게 떨어졌다는 것을 의미하며, 단순히 피부만의 문제가 아닐 수 있습니다. 이때는 건강 상태를 확인해 볼 필요가 있어요.

진정 효과가 있는 성분과 스킨 케어 제품의 항염증 효과

※참고: 식품의약품안전처 온라인의약도서관을 방문하여 유의 사항을 확인해 주세요(drug.mfds.go.kr).

INCI 명칭(라벨 표기 명칭)	일반적으로 알려진 명칭
알란토인(Allantoin)	—
알로에베라잎(Aloe barbadensis leaf)	알로에베라(aloevera)
우엉(Arctium lappa)	우엉 뿌리(burdock root)
비사볼올(Bisabolol)	—
카렌듈라(Calendula officinalis)	카렌듈라(calendula)
녹차(Camellia sinensis)	그린티, 녹차(green tea)
마트리카리아(Chamomilla recutita), 캐모마일(Anthemis nobilis)	캐모마일(chamomile)
피버퓨(Chrysanthemum parthenium)	크리산티멈(chrysanthemum), 피버퓨(화란국화)(feverfew)
콜로이달 귀리(Colloidal avena sativa)	콜로이달 오트밀(귀리) (colloidal oatmeal)
오이(Cucumis sativus)	오이(cucumber)
강황(Curcuma longa)	울금(tumeric), 강황(curcuma)
덱스판테놀(Dexpanthenol), 디-판테놀(D-panthenol)	프로비타민 B_5(pro-vitamin B_5)
분홍바늘꽃(Epilobium angustifolium)	분홍바늘꽃(willow herb)

INCI 명칭(라벨 표기 명칭)	일반적으로 알려진 명칭
감초(Glycyrrhiza glabra)	감초(licorice root)
리코칼콘(Licochalcone)	리코칼콘(licochalcone)
티트리(Melaleuca alternifolia)	티트리(tea tree)
분꽃(Mirabilis jalapa)	밀라빌리스(분꽃)(mirabilis jalapa)
나이아신아마이드(Niacinamide)	비타민 B_3(vitamin B_3)
바질(Ocimum basilicum)	바질(basil)
달맞이꽃(Oenothera Biennis)	달맞이꽃(evening primrose)
쌀겨(Oryza sativa)	라이스 브랜(쌀겨)(rice bran)
스위트 아몬드 (Prunus amygdalus dulcis)	스위트 아몬드(sweet almond)
다마스크장미 디스틸레이트 (Rosa damascena flower distillate)	로즈워터(장미수)(rose water)
선백리향(Thymus vulgaris)	타임(thyme)
붉은토끼풀(Trifolium pratense)	레드클로버(붉은토끼풀)(red clover)

염증 또는 알레르기 반응을 일으킬 수도 있는 성분(개인차가 있을 수 있음)
※참고 : 식품의약품안전처 온라인의약도서관을 방문하여 유의 사항을 확인해 주세요(drug.mfds.go.kr).

성분이 함유된 제품	INCI 명칭(라벨 표기 명칭)
클렌징 제품 (페이셜 클렌저, 보디 워시, 샴푸 등)	다이메틸도데실아미도베타인 (Dimethyl dodecyl amido betaine)
	소듐라우레스설페이트(SLES) [Sodium laureth sulfate(SLES)]
	소듐도데실설페이트 (Sodium dodecyl sulfate)
	소듐라우릴설페이트(SLS) [Sodium lauryl sulfate(SLS)]
	암모늄라우릴설페이트(ALS) [Ammonium lauryl sulfate(ALS)]
샴푸, 치약	멘톨 페퍼민트(페퍼민트) [Menthol mentha piperita(peppermint)]
메이크업 제품	비스머스옥시클로라이드 (Bismuth oxychloride)
	* 아이섀도에 함유 크로뮴하이드록사이드(Chromium hydroxide) 크로뮴옥사이드(Chromium oxide)
자외선 차단제	아보벤존(Avobenzone)
	파라아미노벤조애씨드(PABA) [Para-aminobenzoic acid(PABA)]
	옥시벤존(Oxybenzone)

성분이 함유된 제품	INCI 명칭(라벨 표기 명칭)
자외선 차단제	메타논(Methanone)
	벤조페논-3(Benzophenone-3)
	벤조페논(Benzophenone) 유도체 성분
	메톡시신나메이트(Methoxycinnamate)
	부틸메톡시디벤조일메탄 (Butyl methoxydibenzoylmethane)
	이소프로필디벤조일메탄 (Isopropyldibenzoylmethane)
	메칠벤질리덴 캠퍼 (Methylbenzylidene camphor)
	옥틸메톡시신나메이트 (Octyl methoxycinnamate)
	페닐벤즈이미다졸설포닉애씨드 (Phenylbenzimidazole sulfonic acid)
	패디메이트(Padimate)
여드름용 화장품	벤조일퍼옥사이드(Benzoyl peroxide)
각질 제거제, 화학약품	스크럽용 견과류, 과일류 예를 들어, 호두껍질가루(Juglans regia shell powder), 올리브씨가루(Olea europaea seed powder), 옥수수씨가루(Zea mays seed flour) 등.

성분이 함유된 제품	INCI 명칭(라벨 표기 명칭)
각질 제거제, 화학약품	부석(Pumice)

	알파하이드록시애씨드(AHA)
	[Alpha hydroxy acids(AHA)]
	시트릭애씨드(구연산) (Citric acid)
	* 각질 제거용
	  글라이콜릭애씨드(Glycolic acid)
	  말릭애씨드(Malic acid)
	  타타릭애씨드 (Tartaric acid)

	살리실릭애씨드(Salicylic acid) * 일부 사람들은 피부를 진정시키는 데 도움을 얻는다.
	카프릴로일살리실릭애씨드 (Capryloyl salicylic acid)
방부제	벤잘코늄클로라이드 (Benzalkonium chloride)
	포름알데히드(Formaldehyde)
	브로노폴(Bronopol)
	글루타르알데히드(Glutaraldehyde)
	클로로아세타마이드(Chloroacetamide)
	이미다졸리디닐우레아 (Imidazolidinyl urea)

성분이 함유된 제품	INCI 명칭(라벨 표기 명칭)
방부제	클로로크레졸(Chlorocresol)
	클로로헥시딘(Chlorohexidine)
	클로로퀴날돌(Chloroquinaldol)
	디아졸리디닐우레아(Diazolidinyl urea)
	디브로모디시아노뷰테인(Dibromodicyanobutane)
	페녹시에탄올(Phenoxyethanol)
	디클로로펜(Dichlorophen)
	디엠디엠하이단토인(DMDM hydantoin)
	캐톤 CG(Kathon CG)
	파라벤(-yl paraben) 유도체 성분
	아세트산페닐 수은(Phenylmercuric acetate)
	쿼터늄-15(Quaternium-15)
	소르빅애씨드(Sorbic acid)
	티메로살(Thimerosal)
	트리클로산(Triclosan)

기타	시나몬 (Cinnamomum zeylanicum)
	이소프로필미리스테이트 (Isopropyl myristate)
	아세틱애씨드(Acetic acid)
	신나믹애씨드(Cinnamic acid)
	벤조익애씨드(Benzoic acid)
	프레그런스(fragrance), 향수(perfume)
	프로필렌글리콜-2(PPG-2) [Propylene glycol-2 (PPG-2)]

염증·민감성 피부를 위한 스킨 케어 제품

만약 피부가 예민하거나 염증이 있으면, 성분이 많이 들어 있지 않은 제품을 쓰는 것이 최선의 방법입니다. 너무 많은 성분이 들어 있는 제품을 사용하면, 피부가 어떤 성분에 반응하는지 찾아내기 어렵기 때문이죠. 필링(박피) 크림을 바르거나 각질 제거를 하여 죽은 세포를 제거하는 행위는 반드시 피해야 해요. 이러한 제품들은 피부의 표피(피부의 가장 겉에 있는 층)를 얇게 만드는데, 민감성 피부나 염증 피부의 경우는 특히 피부의 방어막이 약화되기 때문입니다. 피부의 염증이 다 나은 후에, 만약 필링 크림을 사용하고 싶다면 민감성 피부를 위해 나온 제품을 사용하세요. 이러한 목적으로 만든 제품의 성분으로는 다음과 같은 것들이 있습니다.

- 수소 첨가 호호바 왁스 (호호바 비즈)
- 폴리에틸렌 (환경 문제로 인해 사용이 금지된 국가가 많음)

- 락토바이오닉애씨드
- 갈락토오스
- 글라이콜릭애씨드/글루코노락톤
- 파파인 (파파야 효소)
- 브로멜라인 (파인애플 효소)

또한 자외선, 특히 UVB(파장이 290~320나노미터로 비교적 짧은 자외선, 중파장 자외선) 노출, 즉 보호제를 바르지 않고 외출하는 것은 반드시 피해야 합니다. UVB는 피부의 표피에 해를 입힐 수 있고 피부 건강에도 심각한 악영향을 일으킵니다.

마지막으로 물에 오랫동안 노출되는 것을 피해야 해요. 목욕과 팩을 과하게 하면 안 된다는 뜻입니다. 피부의 기름층은 피부 내의 수분 증발을 막고, 외부의 세균을 차단하는 데 도움을 주지요. 하지만 피부가 오랫동안 물에 노출되면, 이 기름층이 사라져 염증이나 여드름이 생기기 쉬운 상태가 될 수 있습니다.

염증·민감성 피부를 위한 제품은 보통 '민감성 피부용', '진정'이라는 말로 라벨에 표기되어 있어요. 때로는 어린이용 제품을 선택하는 것도 좋은 방법입니다.

나만의 피부 진정제를 만들어 보자

우리는 염증·민감성 피부를 위해 스킨 케어 제품을 구매하는 것보다 집에서 음식을 이용해 나만의 피부 진정제를 만드는 것을 선호합니다. 다음의 3가지 이유 때문이지요.

1. 성분의 수가 적어도 효과를 얻을 수 있는 방법은 역시 DIY 화장품뿐이다. 너무 많은 성분을 넣어 화장품을 만들면 거기에 들어간 무언가가 피부에 안 좋은 영향을 끼칠 가능성이 매우 높다.
2. 알코올이나 파라벤 등 염증을 유발할 가능성이 있는 것이라면, 무엇이든 완전히 내 뜻대로 관리하여 사용할 수 있다.
3. 만약 먹어도 아무 이상 없는 음식이라면 그 음식은 피부에도 이상이 없을 확률이 매우 높다(예외로 시나몬, 칠리, 후추, 페퍼민트, 라임, 레몬, 시트러스 계열은 피부 이상을 일으킬 수 있다).

민감성 피부를 진정시키는 데 사용하는 음식들

- **오이:** 피부의 열을 내리고 진정 기능이 있으며, 피부를 정돈해 준다. 또한, 효과적인 방부제이자 밝고 어려 보이는 효과를 준다.
- **차, 꿀:** 항염증 효과가 있으며 염증 피부를 진정시킨다. 꿀을 못 먹는 사람은 발랐을 때 피부 염증이 유발될 수 있다는 사실을 명심하자.
- **강황:** 염증 진정에 굉장히 효과적이다. 신선한 강황수가 사용하기에 가장 좋다. 집에 강황가루밖에 없다면 가루에 물을 몇 방울 넣어 섞은 후 피부에 바른다. 강황가루를 얼굴에 직접 문지르는 행위는 금물이다.
- **올리브유, 콩기름, 카놀라유, 해바라기씨유 등 요리에 쓰는 오일:** 얼굴에 수분감을 주고, 피부를 보호하기 위해 사용할 수 있다.
- **인스턴트 오트밀(귀리) 가루:** 염증 피부에 굉장히 좋다.

염증·민감성 피부에 사용할 수 있는 음식

용도	사용 방법	빈도
클렌저	꿀, 요구르트를 촉촉한 피부에 바른 후 부드럽게 씻어 낸다.	아침, 저녁
토너	찻물을 바른다.	세안 후
모이스처라이저	식물성 오일 2~3방울을 피부에 톡톡 두드려 흡수시킨다. (이 경우, 자외선 차단의 효과는 없다.)	아침, 저녁
각질 제거	남은 차 찌꺼기(티팟에 남았거나 인스턴트 차에서 남은 것)와 약간의 찻물 또는 오트밀 파우더와 물을 섞은 것을 피부에 부드럽게 발라 문지른 후 물로 씻어 낸다. (각질 제거 용도 외에는 추천하지 않는다.)	일주일에 2번, 저녁 세안 후
마스크팩	요구르트를 섞은 오트밀 파우더 또는 채 썬 오이를 얼굴에 올린다.	일주일에 2번, 저녁에

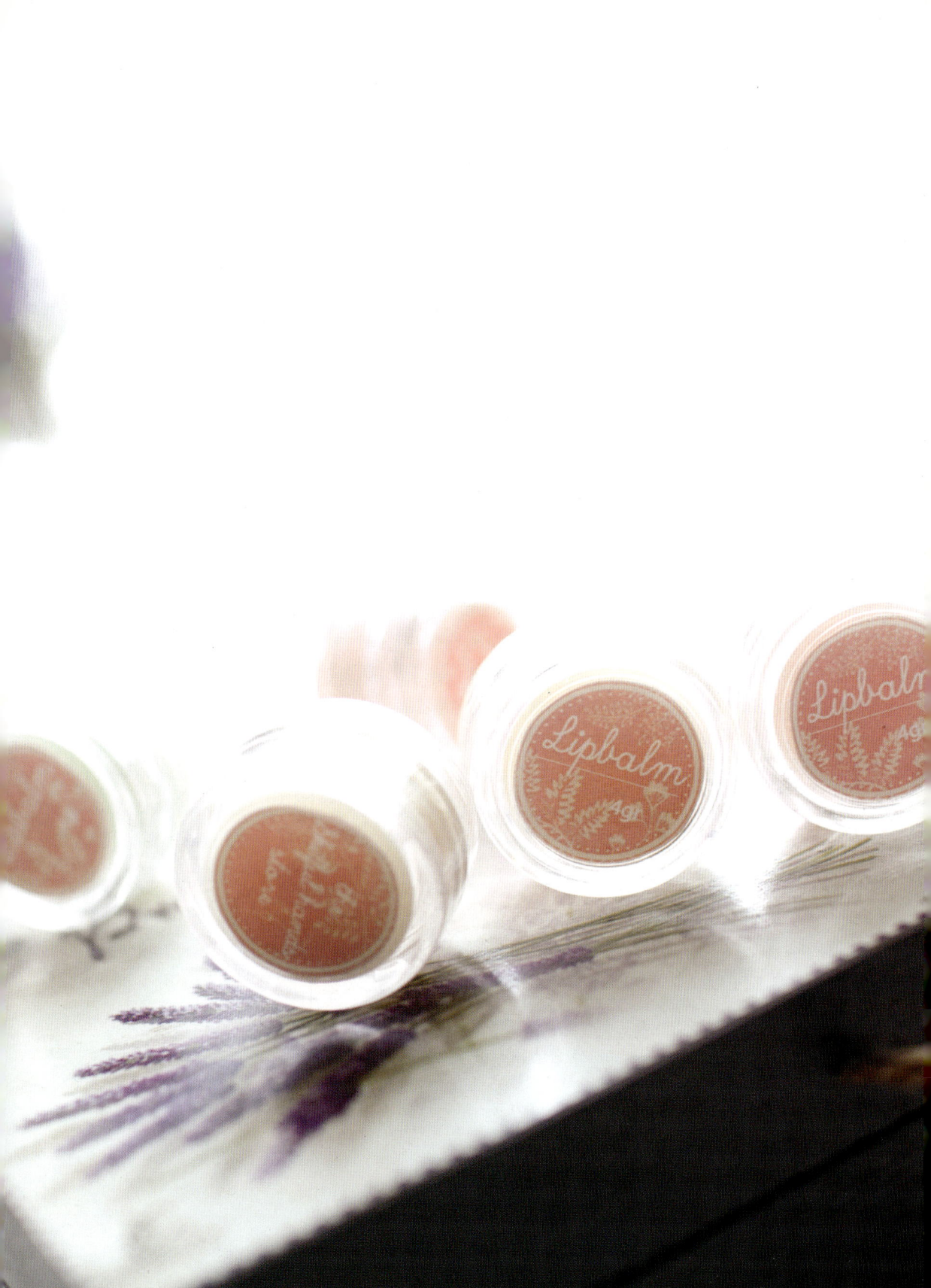

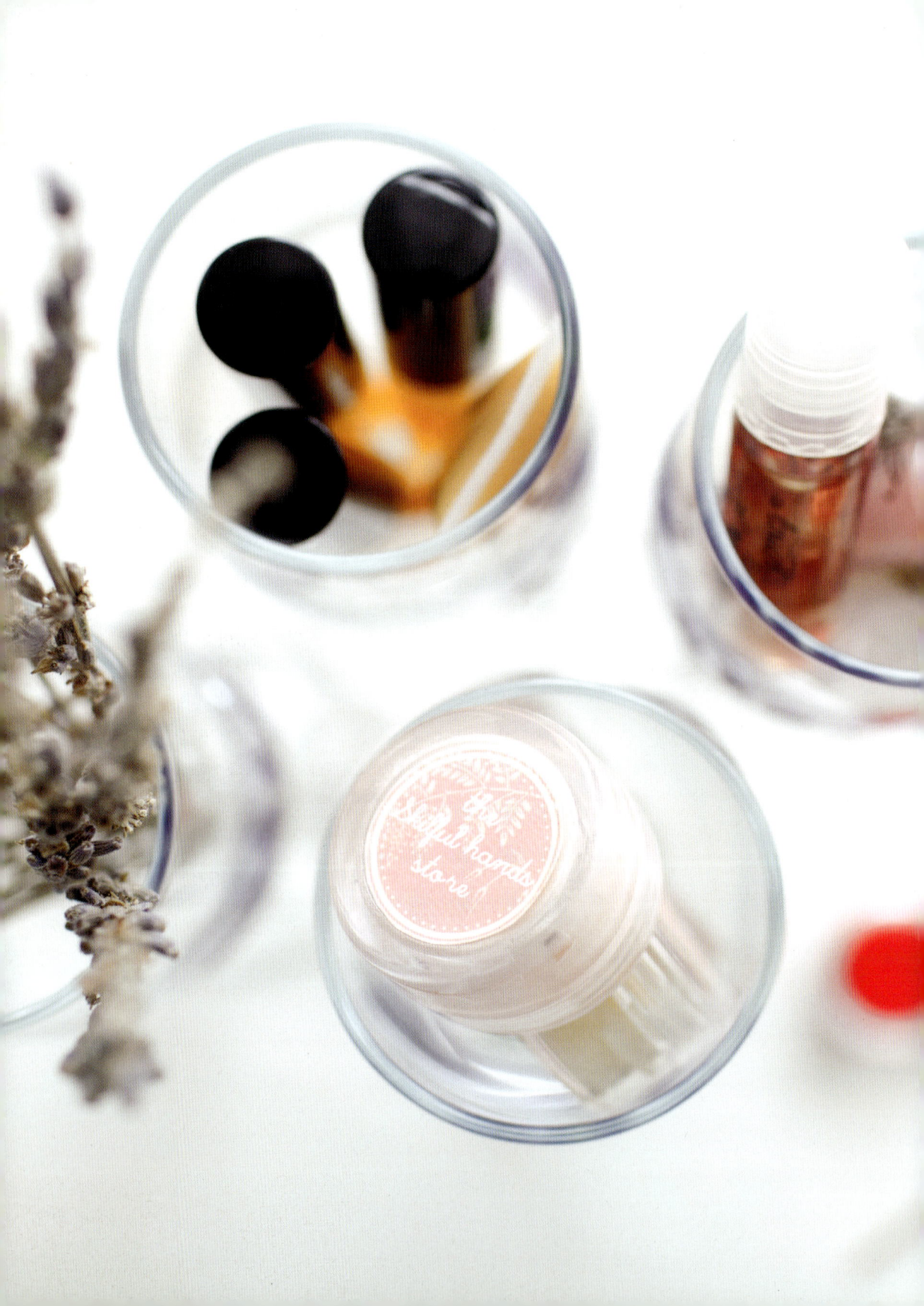

DIY 천연 화장품

2017년 3월 20일 발행
2017년 3월 25일 인쇄

저자 : 투도 · 장응웬
감수 : 한재숙
옮긴이 : 이혜리
펴낸이 : 남상호

펴낸곳 : 도서출판 **예신**
www.yesin.co.kr

04317 서울시 용산구 효창원로 64길 6
대표전화 : 704-4233, 팩스 : 335-1986
등록번호 : 제3-01365호(2002. 4. 18)

값 15,000원

ISBN : 978-89-5649-137-0

* 이 책에 실린 글이나 사진은 문서에 의한 출판사의
동의 없이 무단 전재 · 복제를 금합니다.